Les Classiques Santé

LA NUTRITION

Docteur Jean-Michel Lecerf

Préface du Docteur Jean-Louis Étienne

ÉDITIONS
Privat

ISBN : 2-7089-3701-4

14 rue des Arts – BP 828 – 31080 Toulouse cedex.
Dépôt légal : septembre 1996.

Sommaire

Le goût de manger, *par* Jean-Louis Étienne p. 7

Les nécessités de la vie et du corps p. 10

Nourrir : manger, un acte vital et vitalisant 12

Réjouir : manger, un acte de plaisir 52

Réunir : manger, un acte social et convivial 64

L'alimentation, une activité humaine p. 68

Nos habitudes alimentaires 71

Nos amis, les aliments 82

Le comportement alimentaire 100

La nutrition, bienfait pour la santé p. 116

Capital santé 117

Le bien que cela fait 139

Les clés de la nutrition préventive 143

Conclusion p. 156

Bibliographie p. 158

QUEL QUE SOIT le rapport que l'on entretient avec la nourriture, il existe une loi à laquelle personne ne saurait se soustraire : s'alimenter est indispensable à la vie. Condamnés que nous sommes à manger tous les jours pour survivre, il nous faut faire en sorte que chaque repas apporte sa contribution à l'*équilibre* du corps et sa part de *plaisir*.

Que manger, *quand* manger, en *quelles quantités* ? Ce sont les trois questions autour desquelles s'articule l'équilibre alimentaire; les trois piliers de la Nutrition, en quelque sorte. Ces interrogations devraient faire partie de notre quotidien, mais on ne les prend en compte, trop souvent, qu'à l'occasion d'une alerte, d'une sensation de fatigue, d'un empâtement de plus en plus insoutenable, d'un inconfort digestif... Il est alors grand temps de se pencher sur son corps !

Attentif à tous les bons conseils, on s'inquiète d'une éventuelle carence vitaminique; mon équilibre acido-basique se porte-t-il bien ? Ne manquerais-je pas d'oligo-éléments ? Prendre les fruits avant plutôt qu'après le repas, viande et légumes à volonté mais s'abstenir de toute pâtisserie comme de l'alcool, n'est-ce pas en fait la meilleure formule ?... Toutes ces interrogations et les initiatives qui en découlent ne sont que les épiphénomènes d'une attitude nutritionnelle véritable : il ne sert à rien de se préoccuper de ces mécanismes subtils, de s'imposer des régimes draconiens à l'emporte-pièce qui ne résoudront rien sur le long

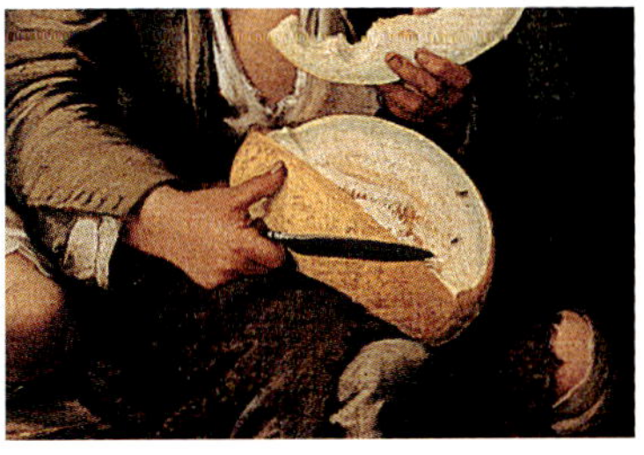

terme, si on ne se penche pas sur le comportement alimentaire lui-même. On ne change pas son système digestif en quelques jours, en écoutant tout le monde... L'important est de se prendre en charge en prêtant attention à ce que l'on mange. Un instant de lucidité qui n'a pourtant pas pour fonction de transformer l'ambiance des repas en cure et le moindre aliment en agent thérapeutique.

La première démarche consiste à s'interroger sur trois des principales façons de se mal nourrir : ne pas varier ses menus, manger en permanence — en si minimes quantités que ce soit — et abuser de toute chose ? L'enquête sur ses propres habitudes alimentaires doit se faire sans concession, sans tricher avec soi-même. Une prise de conscience indispensable pour cheminer vers une amélioration et une transformation durable de son bien-être.

Il n'est pas nécessaire pour cela d'apprendre par cœur les indigestes tables de composition des aliments et leur valeur calorique. Il est facile par contre de noter ou de conserver en mémoire le contenu de ses repas sur une période courte de trois ou quatre jours et d'en faire une analyse sommaire. Entretenue périodiquement avec l'aide de cet ouvrage, une telle vigilance deviendra de plus en plus facile et naturelle : une méthode simple et efficace pour accéder progressivement à une culture nutritionnelle indispensable à son équilibre corporel.

Bien se nourrir ne veut pas dire « manger triste ». Il faut se défaire de l'idée fausse que *gastronomie* et *nutrition* sont sœurs ennemies. On croit toujours que l'une est l'apanage des bons vivants et l'autre destinée aux punis, aux tracassés. Il est vrai que ces deux mots n'ont pas la même résonance.

Gastronomie est un mot de bouche qui se mitonne, se mijote, se déguste... Sans ambages, il appartient au vocabulaire du plaisir, du délice, de l'abondance. Nutrition est un concept rigoureux qui évoque le régime astreignant prescrit par le docteur, ou l'effort pour plaire des replets. Il sonne comme le glas de la jouissance gustative, la pénitence du palais... Pourtant non, *nutrition* n'est pas synonyme de renoncement ni de punition, pas plus d'ailleurs que *gastronomie* ne signifie abondance sans retenue.

Apprendre à se nourrir, c'est aussi redécouvrir le goût des mets, être exigeant sur l'harmonie des saveurs. Quoi que l'on mange, il ne faut pas oublier de nourrir le goût, un sens majeur en interaction intime avec le plaisir. Pourquoi s'en priver ?

La gastronomie est art du bon goût, la nutrition science du bien manger. Un mariage heureux se réussit au quotidien.

Docteur JEAN-LOUIS ÉTIENNE.

L'Automne, *Giuseppe Arcimboldo, 1573.*
Paris, musée du Louvre.

Les nécessités de la vie et du corps

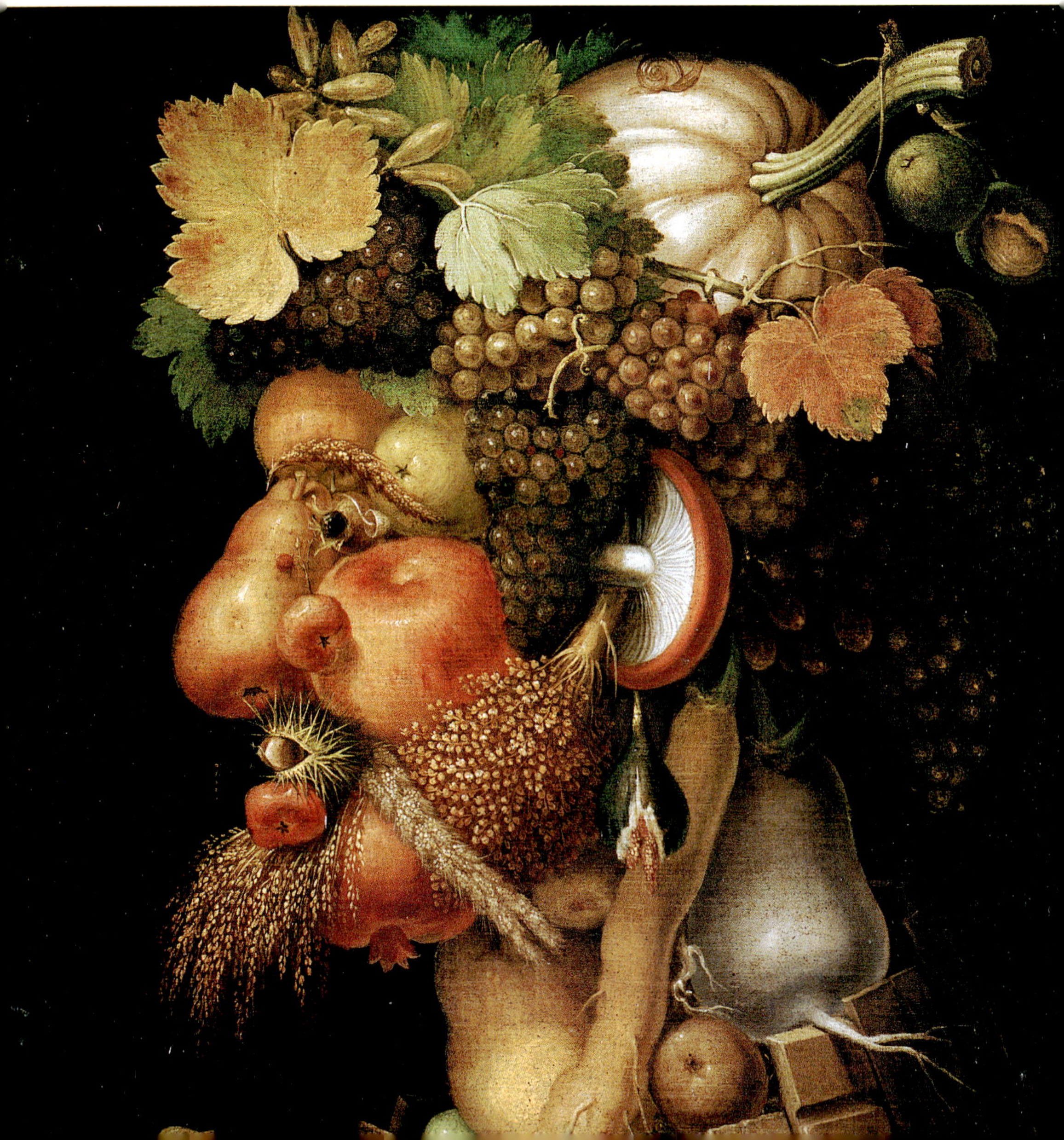

« BONJOUR ! », « HOW DO YOU DO ? », « AVEZ-VOUS MANGÉ ? », TROIS FAÇONS DE SE SALUER DANS TROIS LANGUES, EN FRANÇAIS, EN ANGLAIS, EN CHINOIS. CES TROIS EXPÉRIENCES REFLÈTENT LE SENS DE LA VIE CAR POUR BIEN COMMENCER LA JOURNÉE, IL VAUT MIEUX BIEN SE PORTER ET AVOIR MANGÉ !

MANGER EST UNE NÉCESSITÉ, certes, mais l'on ne s'en rend guère compte tant cet acte est banal, machinal, presque inconscient ! Qu'avez-vous mangé hier soir ? À cette question la plupart des gens répondent difficilement sauf si le repas était différent, accompagné d'autres personnes : « Je m'en souviens car j'étais avec... », la présence des autres rend le repas très différent, il prend du relief !

Manger (et boire), respirer, dormir sont trois actes de vie et même de survie de l'homme : privé de l'un ou de l'autre, il meurt. Mais manger est plus qu'un acte vital, c'est un acte humanisé car il est également moral et social. Il est possible que si l'homme mangeait sans plaisir, il ne chercherait pas à manger, et que s'il mangeait seul, il se nourrirait moins bien, ou se laisserait mourir de faim. Comme le vêtement et le logement, la nourriture est devenue plus qu'un besoin, un devoir et même un droit social et humanitaire. De même que se vêtir c'est plus que s'habiller, se loger c'est plus qu'habiter, se nourrir c'est plus que manger, c'est un signe de distinction, d'appartenance, de reconnaissance.

L'acte de manger a ainsi trois fonctions, trois rôles indissociables : nourrir, c'est-à-dire restaurer, se restaurer ; réjouir, c'est-à-dire rassurer, se rassurer ; réunir, c'est-à-dire rassembler, se rassembler. Nier cette réalité c'est nier notre humanité telle qu'elle a été créée. *« Pour bien écrire sur le régime de l'Homme, il faut préalablement être bien instruit de sa nature et connaître ce que l'Homme est dans son origine. »* HIPPOCRATE.

Nourrir : manger, un acte vital et vitalisant

Pour s'en convaincre on pourrait rappeler que notre corps est un merveilleux ensemble de 60 000 milliards de cellules, dont les besoins en nourriture sont permanents ; ou encore que depuis la conception jusqu'à la naissance, le poids de l'œuf augmente 3 milliards de fois, autrement dit avec une croissance exponentielle vers l'infini ; après la naissance, pendant la première année de vie, le petit de l'Homme n'est pas encore « fini » et le poids de son cerveau augmente de 2 grammes par jour, presque à vue d'œil.

Pour tout cela des matériaux, du carburant, un moteur ! la belle machine ! *« La nature se réduit à trois éléments : les substances, les forces et les lois. »* LACORDAIRE.

Les matériaux

Lorsque l'on est petit, il arrive que l'on croie, avec l'imagination d'un enfant, que nos aliments circulent dans le corps tels quels, une carotte vers la main, une banane dans la jambe... ! Plus sérieusement le bon sens populaire dit que *« nous sommes ce que nous mangeons »*, et le proverbe allemand, en rime *« Der Mensch ist was er isst. »* FEUERBACH. La vérité n'en est pas loin puisque tous les éléments minéraux de notre corps doivent être présents dans notre alimentation. On sait même que les lipides (graisses) de notre alimentation influent directement sur la composition des membranes de nos cellules de sorte qu'en les analysant nous pouvons savoir quel est le mode alimentaire lipidique d'un individu. « Dis-moi ce que tu manges, je te dirai qui tu es. »

Pour connaître les besoins nutritionnels de la femme enceinte, certains ont mesuré et calculé la composition corporelle du fœtus mort-né, science bien douloureuse.

Les aliments que nous ingérons contiennent, d'une part, des nutriments ou éléments nutritifs, soit énergétiques (lipides, glucides, protides et alcool), soit non énergétiques (eau, vitamines, minéraux et oligoéléments, fibres), d'autre part, des éléments non nutritifs, mais pourtant bien précieux.

Les protides

À tout seigneur, tout honneur. Les protides sont un ensemble représenté par les acides aminés, les peptides (une chaîne courte d'acides aminés), les protéines (de très longues chaînes d'acides aminés). Ce sont les seuls nutriments sources d'azote. Leur noblesse vient du fait que la synthèse des protéines corporelles, à partir des acides aminés, est sous la dépendance de l'ADN, molécule représentant le code génétique dans les chromosomes. Les protéines sont donc une caractéristique d'espèce. Leur nature ne dépend pas de celles que nous mangeons, mais bien de notre patrimoine génétique. En analysant les protéines de la chair de poisson, de viande, l'on peut dire, non pas ce que l'animal a mangé mais de quelle espèce il s'agit. La quantité et la qualité des protéines que nous ingérons n'influent que sur le niveau de synthèse.

La noblesse des protéines réside également dans le fait qu'elles sont le matériau de base de substances vitales (enzymes, anticorps, hormones, récepteurs, transmetteurs), mais aussi de cellules, de parois cellulaires, de tissus, d'organes. C'est même leur fonction principale. Les protéines peuvent fournir de l'énergie (calories),

Les protéines au paléolithique

Quels que soient les époques ou les lieux, l'apport en protéines se situe presque toujours autour de 10 et 15 % de la ration énergétique. Dans quelques situations de pauvreté et de faible disponibilité en céréales, on peut observer des apports de moins de 10 %, lorsque les tubercules (patate douce, pomme de terre, igname), ou les racines (manioc), ou les fruits (banane plantain) sont les seules sources de protéines. Au pays du Mac Donald on observe des apports qui peuvent dépasser 15 % et sont excessifs. Les experts en ont conclu qu'un apport optimal devrait se situer entre 10 et 15 %.

Toutefois des études permettent de penser que l'homme du paléolithique faisait exception à cette règle. En étudiant le régime alimentaire des peuplades et tribus reculées ne vivant encore aujourd'hui que de la cueillette et de la chasse, on a pu calculer par analogie que le régime alimentaire de nos ancêtres comprenait 40 % de protides. En effet, l'homme consommait beaucoup de gibier très maigre et ne cultivait pas encore de céréales ni de légumes. Ce qui montre que le facteur essentiel déterminant les apports est bien la disponibilité alimentaire.

Les aliments sources de protéines

Protéines animales	
Viande, abats	*15 à 25 %*
Charcuterie	*10 à 20 %*
Fromage	*15 à 40 %*
Œufs	*13 %*
Poisson	*15 à 25 %*
mollusques	*10 %*
crustacés	*15 à 25 %*
Fromage blanc	*8 à 10 %*
Lait	*3,5 %*
Yaourt	*4 %*
Protéines végétales	
Céréales	*8 à 12 %*
blé, riz, avoine, seigle sarrasin, millet, maïs épeautre, orge, quinoa, sorgho	
Légumineuses	*20 à 25 %*
lentilles, haricots, pois cassés pois chiches, fèves, soja vert soja jaune et dérivés (tofu)	
Oléagineux	*20 à 25 %*
noix, noisettes, amandes, arachides	

Trop de protéines, c'est vite atteint

Matin :	**Grammes**
Lait demi-écrémé (200 ml)	*10*
Pain (50 g)	*4*
Œuf (1)	*6*
Midi :	
Saucisson (40 g)	*8*
Tomates	
Beefteak (120 g)	*25*
Frites	*3*
Fromage (40 g)	*10*
Pain (50 g)	*4*
Soir :	
Potage lentilles	*4*
Jambon (100 g)	*20*
Pâtes (80 g cru)	*8*
Gruyère râpé (20 g)	*4*
Flan au caramel	*4*

Total : 110 grammes

Or, une ration journalière doit se situer aux alentours de 60 g pour une femme et 80 g pour un homme.

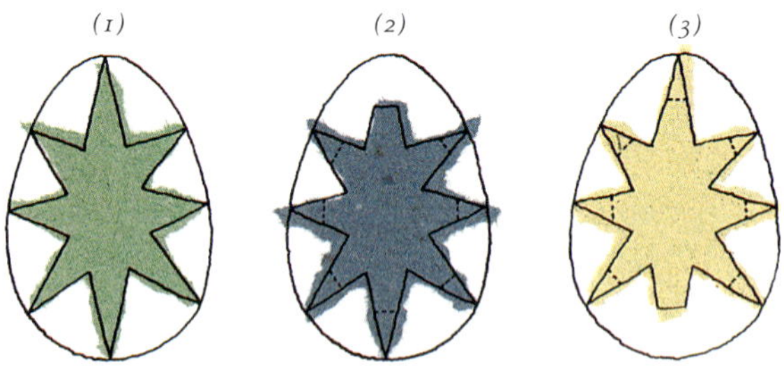

Les huit acides aminés indispensables d'une protéine (représentation schématique). La protéine de l'œuf (1) contient les huit acides aminés en bonne proportion. Pour deux autres protéines, (2) et (3), un acide aminé déficitaire est représenté : c'est un facteur limitant l'utilisation de tous les autres acides aminés.

en particulier lorsque l'homme ne consomme pas assez d'énergie sous forme de glucides, de lipides, mais cette fonction est accessoire. Dans ce cas, les synthèses de protéines vont être altérées. C'est la malnutrition énergétique. Dans d'autres cas, lorsque ce sont les protéines alimentaires qui manquent, l'organisme va les puiser dans ses propres muscles, car il a besoin en permanence d'acides aminés pour fabriquer ses propres protéines. C'est la malnutrition protidique. En effet, il n'y a pas de réelles réserves en protéines dans le corps ; le muscle ou le foie ne peuvent pas être considérés comme des réserves mais comme un capital à préserver, et nos besoins sont constants, car les tissus se renouvellent en permanence : en 90 jours la moitié des protéines du corps sont renouvelées. Pour certains tissus comme l'épithélium (le revêtement de l'intestin), ou la moelle osseuse, le renouvellement peut être plus rapide.

Les protéines alimentaires sont donc constituées d'acides aminés : une vingtaine sont utilisés dans l'organisme. Parmi ceux-là huit (neuf chez l'enfant) doivent obligatoirement être

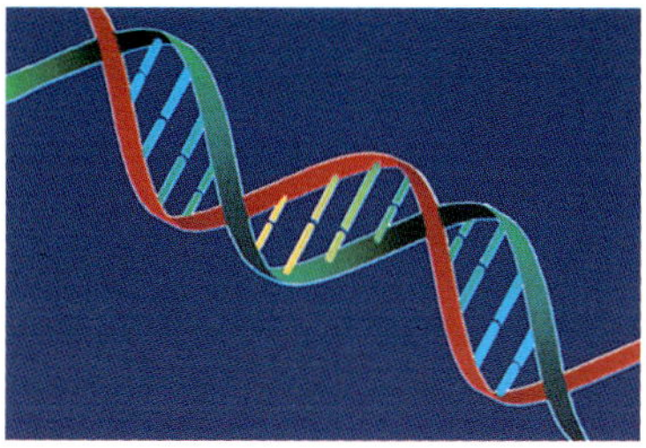

La chaîne hélicoïdale de l'ADN.

À CHACUN SON LAIT

*Le lait de la mère est adapté au développement du petit de chaque espèce animale.
Ainsi, le lait de lapine est le plus riche en protéines (13,5 %) car le temps nécessaire pour doubler le poids de naissance du lapereau est le plus court (5 jours) ; la teneur en protéines du lait de vache est de 3,3 % avec un doublement du poids de naissance en 5 semaines, tandis que la teneur du lait maternel est de 1,3 % pour un doublement du poids en 5 mois.
La teneur en lactose du lait est, elle, proportionnée à la croissance cérébrale à la naissance. La teneur en lactose du lait de femme est de 7 % pour un cerveau pesant 1 250 g, celle du lait de vache est de 4,6 % pour un cerveau de 500 g, celle du lait de lapine est de 1,8 % pour un cerveau pesant 10 g, tandis que le lait de lionne de mer ne contient pas de lactose, le cerveau de son nouveau-né étant mature à la naissance.
Enfin la teneur en graisses est d'autant plus élevée que les besoins énergétiques du nouveau-né (dans la lutte contre le froid) sont plus élevés, ainsi la teneur en lipides du lait de marsouin est de 60 %, celle de la baleine de 46 %, celle de la vache et de la femme de 3,6 %.
Le lait maternel est le seul lait adapté au petit de l'Homme.*

fournis par l'alimentation car nous sommes incapables de les synthétiser. On les appelle acides aminés indispensables. Les autres sont apportés par l'alimentation mais ils peuvent aussi être produits par l'organisme à partir d'autres nutriments, en particulier les glucides, et le glycérol (provenant des graisses) dans le foie.

Pour qu'une protéine alimentaire soit efficace, c'est-à-dire apte à réaliser des synthèses, il faut qu'elle contienne ces huit acides aminés dans des proportions idéales qui sont proches de celles de l'œuf, considéré comme protéine de référence ou presque. Il a une valeur biologique de 100. Lorsqu'un de ces acides aminés est déficitaire par rapport à ceux de la protéine de l'œuf (on parle d'acide aminé limitant) l'utilisation de tous les autres acides aminés indispensables sera limitée et l'efficacité de la protéine réduite. Les protéines d'origine animale (viande, poisson, produits laitiers...) ont dans leur ensemble une valeur biologique très satisfaisante bien que non parfaite. Les protéines d'origine végétale ont une moins bonne valeur biologique, excepté le soja ; les protéines des céréales (blé, riz...) sont déficitaires en un acide aminé, la lysine, tandis que les protéines des légumineuses sont déficitaires en un acide aminé soufré (méthionine et cystéine). Leur association est donc complémentaire et aboutit à une amélioration de l'efficacité des protéines. C'est le principe de la complémentation. Cette complémentation peut aussi se réaliser entre protéines d'origine végétale et protéines d'origine animale, dont on peut alors réduire la quantité. On considérait jusqu'ici que cette association devait avoir lieu au cours du même repas ; en fait, il apparaît qu'elle peut se réaliser simplement sur la journée. Les besoins en protéines sont quotidiens et sont donc essentiels

La malnutrition frappe encore aujourd'hui

La malnutrition par défaut ou sous-nutrition est la maladie la plus fréquente dans le monde. Elle correspond à une inadéquation entre les apports et les besoins des individus. Pour les besoins énergétiques, on estime à environ 800 millions le nombre d'individus vivant dans les pays où les apports sont insuffisants. Cela ne signifie pas que les disponibilités alimentaires mondiales soient insuffisantes. La cause première de la sous-nutrition est la pauvreté, responsable d'un pouvoir d'achat insuffisant, de sorte que la nourriture disponible n'est pas accessible économiquement. À cette sous-nutrition chronique se rajoute épisodiquement, et heureusement moins souvent qu'auparavant, de véritables famines : celles-ci sont dues à des événements politiques, climatiques, ou agricoles. La dernière grande famine en Europe date de 1846 en Irlande, où une maladie de la pomme de terre (provenant d'une seule variété importée des Caraïbes et sensible au mildiou) décima la production et engendra la mort de 2 millions d'Irlandais et la migration d'autant d'entre eux, notamment vers l'Amérique, telle la famille Kennedy.

pour assurer la défense de l'individu contre les infections et les agressions, le renouvellement des tissus et la croissance : ils sont de l'ordre de 0,6 g/kg de poids.

Mais pour tenir compte de la différence entre les individus et pour assurer une plus grande sécurité alimentaire et une bonne qualité de vie, on détermine des apports conseillés qui sont d'environ 1 g/kg de poids et par jour, soit par exemple pour une femme dont le poids devrait être de 60 kg, 60 grammes, et pour un homme dont le poids devrait être de 80 kg, 80 grammes. La croissance détermine des besoins supplémentaires de même que la grossesse et l'allaitement. Chez une personne âgée qui reste — et veut rester — active les apports conseillés restent identiques. En outre les apports doivent représenter 12 à 15 % de l'apport énergétique total, avec la moitié d'origine animale et la moitié d'origine végétale. En France, les apports observés sont plutôt de 90 grammes chez les femmes et 110 grammes chez les hommes, dont les 3/4 d'origine animale, il y a donc à la fois un excès et un déséquilibre.

Les lipides

Les lipides ou graisses sont représentés par des molécules apportant des acides gras : 95 % des lipides alimentaires sont des triglycérides, c'est-à-dire des molécules apportant trois acides gras. Il existe d'autres lipides dans l'alimentation : les phospholipides (comme la lécithine), ou le cholestérol qui peut aussi transporter un acide gras (c'est le cholestérol estérifié). Les lipides sont très utiles, mais l'on peut en manger peu sans problème. Ils fournissent

L'union fait la force

Les grands civilisations se sont développées autour de modèles alimentaires basés sur une céréale, source de protéines de qualité imparfaite mais disponible aisément, complétée par une autre source de protéines végétales (légumineuse ou oléagineux) ou animales (produit laitier ou chair animale en petite quantité). En effet les céréales sont déficitaires en lysine, un acide aminé essentiel, et les légumineuses, les oléagineux, les produits carnés, sont déficitaires en acides aminés soufrés (méthionine, cystéine) mais pas en lysine. Leur association aboutit à la complémentation des acides aminés permettant d'obtenir une protéine de valeur biologique nettement accrue : ainsi en Amérique Centrale ou Latine, c'est le maïs ou le riz associés au haricot rouge ou au haricot noir en purée (feijao), en Asie, c'est le riz associé au soja (Chine), le riz associé aux lentilles (Inde), en Afrique du Nord et dans le pourtour méditerranéen, c'est le blé (couscous) associé aux pois chiches ; en Afrique Sahélienne le petit mil ou millet associé aux arachides ou aux niébés ou cornilles (petits haricots à l'œil noir) ; en Europe on a préféré le froment, le sarrasin, l'avoine, avec le fromage ou les produits laitiers (crêpes, pizza, galettes, porridge...) ; l'association riz et fruits de mer (paëlla) ou céréales (riz, mil...) et sauce à base de poisson sont des mélanges également répandus.

Les sources de lipides

% de lipides cachés

Origine animale (%)	Origine végétale (%)	Origine mixte (%)
Charcuterie (10 à 50)	Oléagineux (20 à 60)	Pâtisserie (10 à 30)
Viande, volaille (5 à 20)	*olive, avocat, noix*	Chips (30 à 40)
Fromage (15 à 20)	*noisette, amande, arachide*	Frites (15 à 20)
Lait, laitages (3,5 à 10)	*noix de coco*	Biscuits, gâteaux,
Glaces (10 à 15)	Chips (30 à 40)	viennoiseries (5 à 20)
Œuf (12)		Chocolat (30)
Poisson gras (5 à 20)		

% de lipides visibles

Origine animale (%)	Origine végétale (%)	Origine mixte (%)
Beurre (80)	Huile (100)	Mayonnaise (79)
Crème fraîche (30)	Végétaline (100)	
Gras de bœuf (94)	Margarine (80)	
Graisse d'oie (100)		
Suif (65)		
Lard (70)		

Il peut y avoir des lipides d'origine animale dans certaines margarines dures.

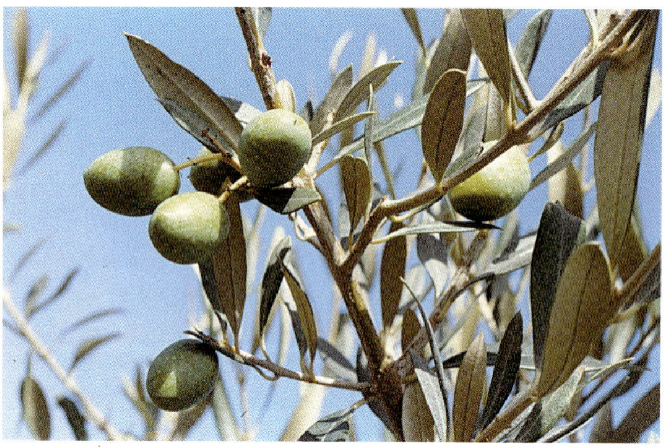

Trop de lipides, c'est vite atteint

Lipides	*Grammes*
Matin :	
Lait demi-écrémé (200 ml)	*3*
Croissants (2)	*40*
Midi :	
Œuf (1)	*6*
Mayonnaise	*8*
Gigot (100 g)	*17*
Haricots, flageolets	
Pommes sautées (200 g)	*15*
Sauce	*10*
Fromage (40 g)	*10*
Tarte aux pommes (180 g)	*12*
Soir :	
Sardine (2)	*5*
Pain	
Beurre (8 g)	*6*
Quiche lorraine (155 g)	*42*
Compote	
Biscuits (20 g)	*3*

Total : 177 grammes

Or, une ration journalière ne doit pas dépasser 60 g pour les femmes et 80 g pour les hommes.

Sources et métabolisme des acides gras : les trois familles principales

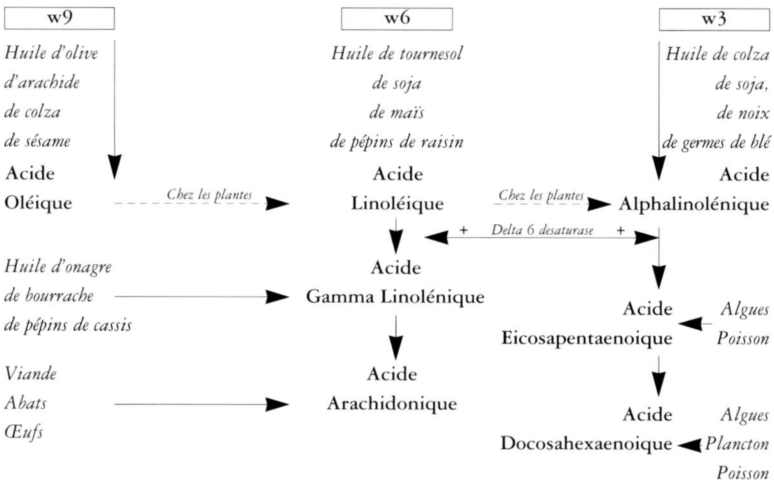

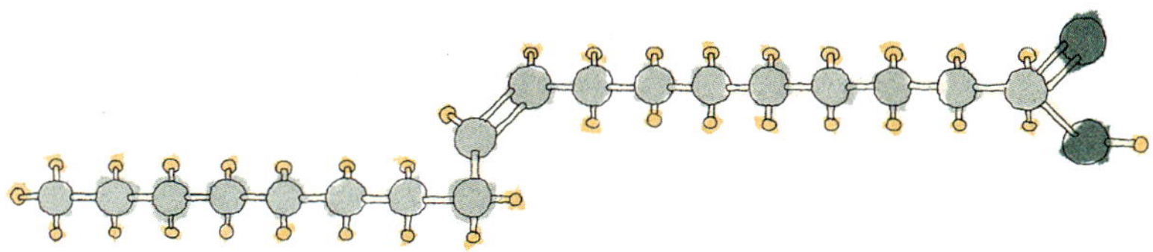

Atomes de carbone
Atomes d'hydrogène
Atomes d'oxygène
Liaison simple
Liaison double

Formule chimique d'un acide gras, l'acide oléique (huile d'olive).

Les lipides des poissons gras des mers froides

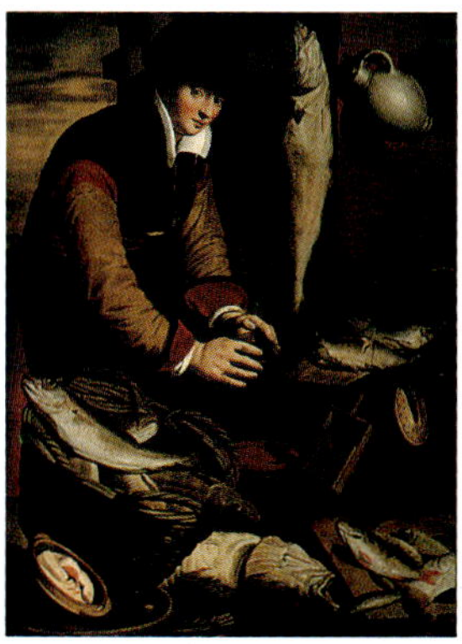

La Marchande de poissons,
Pieter Aertsen, XVIe siècle.
Moscou, musée Pouchkine.

La chair des poissons gras des mers froides contient de grandes quantités de lipides à très longue chaîne (20-22 atomes de carbones), très polyinsaturés (5-6 doubles liaisons). Ces acides gras proviennent de l'alimentation (phytoplancton) que ces poissons trouvent dans les eaux froides. Ceci est l'explication immédiate, mais si l'on est finaliste quelle en est la raison profonde ?
Ces acides gras sont très fluides même à très basse température car leur point de fusion, c'est-à-dire la température à laquelle ils figent, est extrêmement bas : ainsi les poissons qui en contiennent et qui vivent en eau froide peuvent rester souples et mobiles et continuer à se mouvoir et donc à vivre, ce qui ne serait pas le cas si leur chair avait la composition de celle de la viande de bœuf ou de mouton.

de l'énergie, et ce sont les nutriments les plus énergétiques (9 kcal/gramme). Cette énergie est stockée sous forme de réserve très importante, puisque la graisse représente 12 à 15 % du poids du corps chez l'homme et 15 à 20 % du poids du corps chez la femme. Cela peut représenter 100000 à 150000 kcalories de réserve ! La femme est normalement plus « grasse » que l'homme ! Une partie de ces réserves est prévue pour les besoins de la grossesse et de l'allaitement, et est stockée au niveau du bassin (hanches...) : l'allaitement déclenche d'ailleurs la lipolyse c'est-à-dire la fonte de ces graisses ! Les lipides de réserve peuvent être utilisés pour la dépense physique, en particulier pour des exercices de longue durée d'intensité modérée, par exemple le cyclisme, la marche rapide ou en montagne... Comme les protéines, les lipides sont des constituants structurels des cellules et notamment de leurs membranes (parois), c'est le cas en particulier des cellules nerveuses ou neurones et de leurs axones.

Le cerveau est, après le tissu adipeux (gras), l'organe le plus riche en lipides, avec 50 % dans la substance blanche et 70 % dans la substance grise. La rétine, qui est une antenne du cerveau hors du crâne, a besoin de lipides pour sa constitution. De sorte qu'une carence en certains acides gras pendant la gestation peut entraîner une anomalie de la fonction visuelle chez le nouveau-né (chez l'animal expérimentalement). En effet, certains acides gras sont indispensables car ils ne peuvent être synthétisés par l'organisme, ils doivent obligatoirement être apportés par l'alimentation. Les plantes sont capables de les fabriquer et nous devons donc ingérer ces plantes ou les animaux qui les ont ingérés. Ces deux acides gras indispensables sont l'acide linoléique et l'acide α-linolénique.

Les germes des graines et les fruits oléagineux peuvent en fournir beaucoup. Ces acides gras ont des fonctions essentielles (on les qualifie parfois d'acides gras essentiels) et conduisent à des dérivés rallongés, l'acide arachidonique et les acides gras EPA et DHA. Ce sont, en effet, les précurseurs de substances qui ont des rôles importants dans le fonctionnement de l'organisme, dans l'inflammation, l'allergie, la motricité des vaisseaux, la coagulation sanguine. Nous devons ingérer ces deux acides gras, mais lorsque nous consommons des poissons gras, nous ingérons directement les acides gras EPA et DHA.

Tous les acides gras de la famille de l'acide linoléique et de celle de l'acide α-linolénique appartiennent à la catégorie des acides gras polyinsaturés, c'est-à-dire contenant plusieurs (poly) doubles liaisons. En effet les acides gras sont de longues chaînes d'atomes de carbone sur lesquels des atomes d'hydrogène sont liés. Lorsque les liaisons des atomes de carbone sont entièrement occupées par les atomes d'hydrogène, on dit que les acides gras sont saturés. Lorsqu'une seule liaison entre deux carbones n'est pas occupée par les hydrogènes, il y a une double liaison, c'est un acide gras monoinsaturé. Les aliments contiennent toujours un ensemble varié d'acides gras, avec des teneurs et des proportions différentes selon les aliments. Il n'y a pas de mauvais acides gras, pas plus que de mauvais aliments, mais dans l'ensemble notre alimentation est trop riche en graisses puisque les lipides représentent 40 % de l'énergie que nous ingérons alors qu'ils ne devraient pas fournir plus de 30 %. Ce surplus

POUR LES ACIDES GRAS, L'HOMME EST UN RAT

Les acides gras indispensables, acide linoléique et acide alpha linolénique sous l'effet d'enzymes, et en particulier de la Delta 6 desaturase, conduisent à des dérivés supérieurs essentiels comme l'acide arachidonique, que l'on peut trouver dans la viande, ou l'EPA que l'on peut trouver dans le poisson. Les félidés tels que le chat, le lion... ne possèdent pas cette enzyme, contrairement au rat, au chien ou à l'homme. Le lion, le chat doivent donc manger des souris ou des rats, et donc l'acide arachidonique directement pour leur équilibre biologique. Ce qui n'est pas le cas du chien ou de l'homme qui de ce point de vue peuvent être végétariens et ressemblent plus au rat ! Par contre, si vous avez un chat laissez-le chasser ou donnez-lui de la viande, il en a besoin.

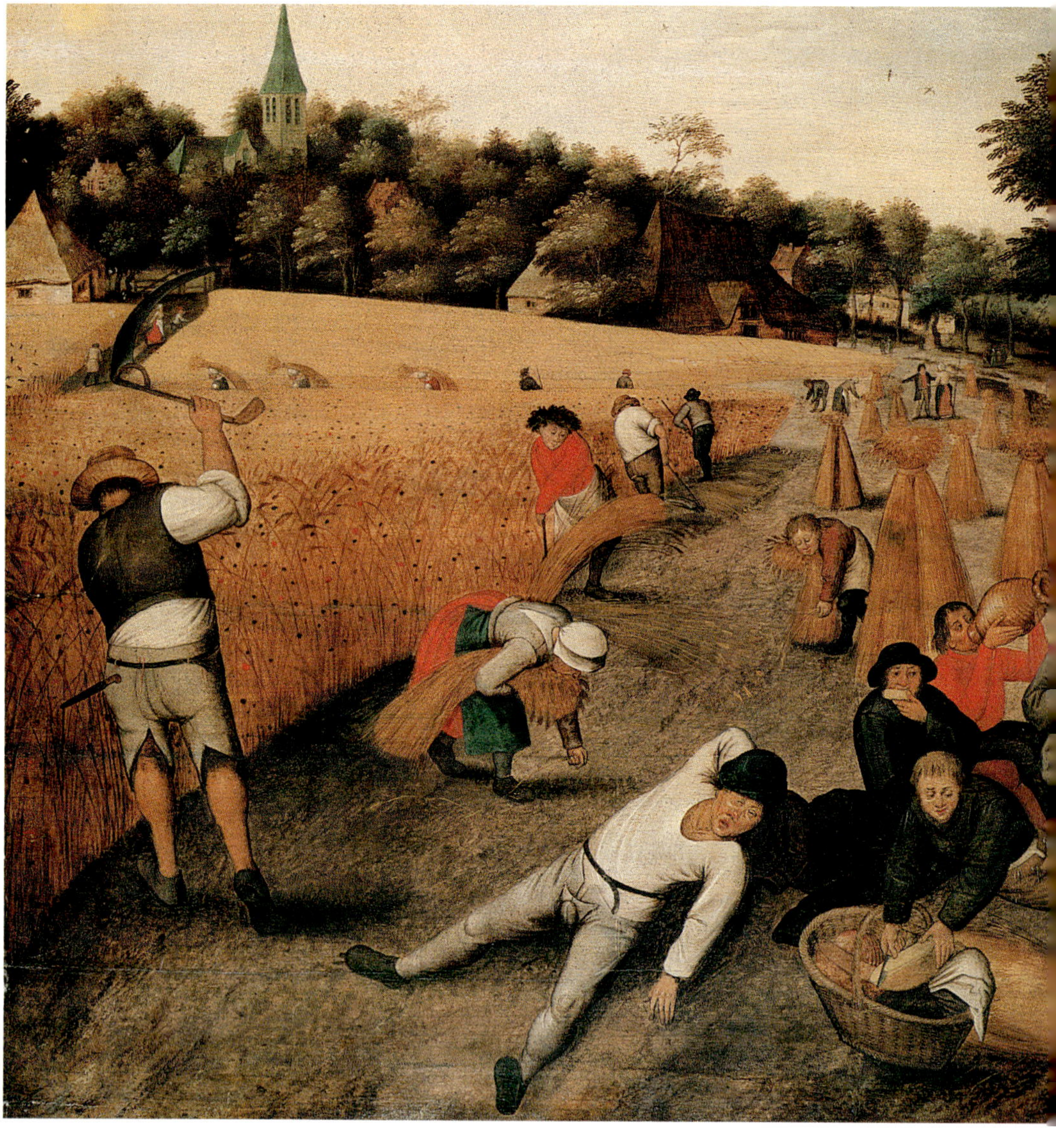

Repas des moissonneurs, *Pieter Brueghel dit le Jeune, XVIe-XVIIe siècle. Londres, Christies.*

PLANCHE I : *céréales, la base universelle*

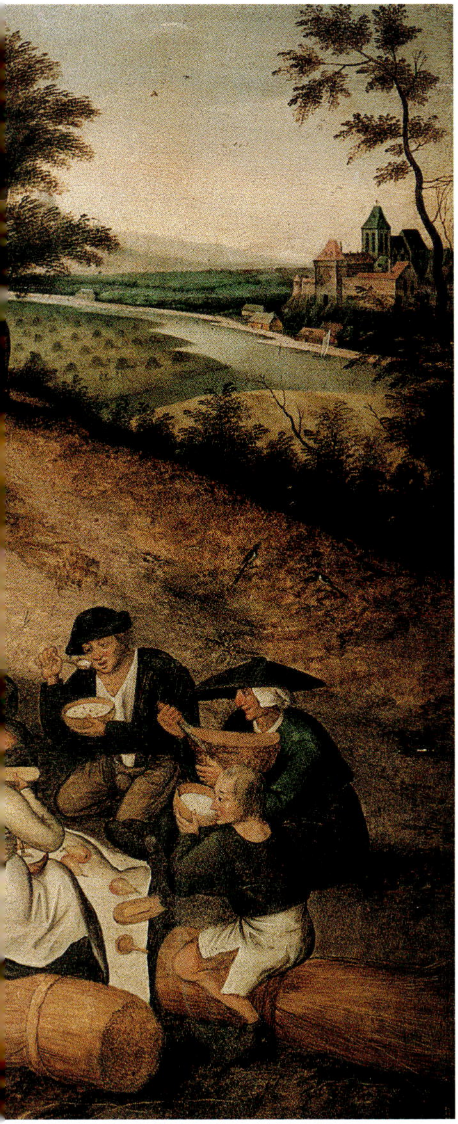

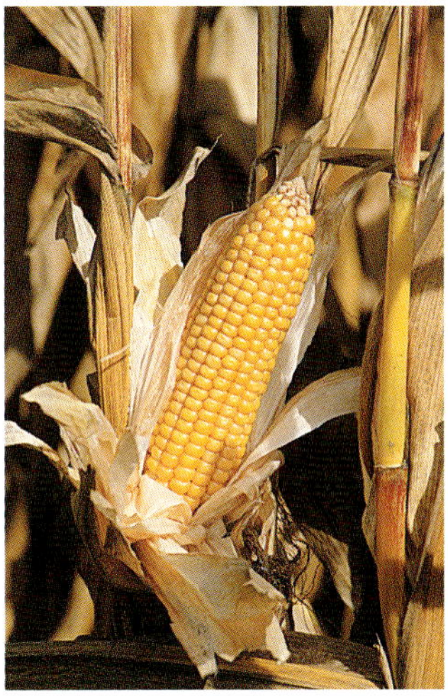

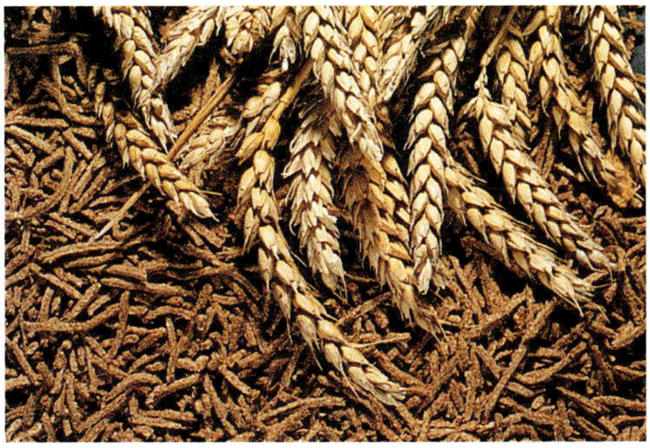

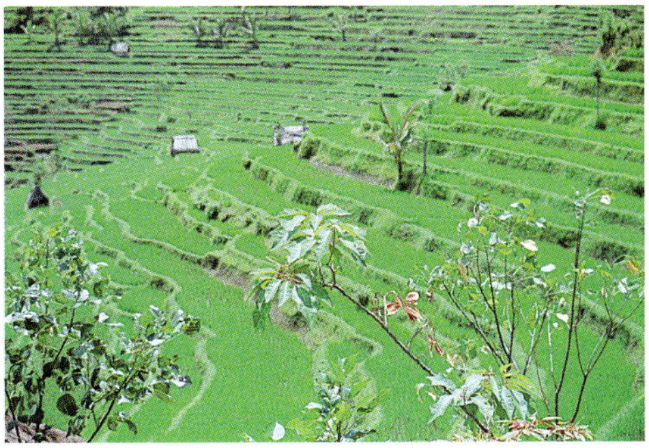

L'index glycémique

Sucres simples	
Glucose	*100*
Saccharose	*59*
Miel	*73*
Produits laitiers	
Lait entier	*34*
Crème glacée, yaourt	*36*
Fruits	
Pommes	*39*
Bananes	*62*
Oranges	*36*
Kiwis	*58*
Légumes	
Carottes	*71*
Petits pois	*53*
Betteraves	*64*
Pommes de terre	*70*
Céréales	
Spaghettis	*50*
Pain blanc	*69*
Pain complet	*72*
Corn flakes	*80*
All bran	*34*
Porridge	*50*
Boulghour	*48*
Riz complet	*55*
Légumineuses	
Lentilles	*29*
Haricots	*30*
Pois	*33*
Haricots rouges, soja en grains	*18*

Trop peu de glucides, c'est fréquent

Glucides	
Matin :	*Grammes*
Café	
Lait (100 g)	*5*
Baguette (50 g)	*25*
Midi :	
Carottes râpées (50 g)	*4*
Une tranche de rôti	
Haricots verts (100 g)	*4*
Fromage	
Pain (20 g)	*10*
Beurre	
Vin	
Soir :	
Omelette	
Lardons	
Champignons (25 g)	*1*
Yaourt (1)	6
Bière (25 cl)	*10*

Total : 65 grammes

Or, la ration quotidienne doit apporter 150 g à 400 g de glucides.

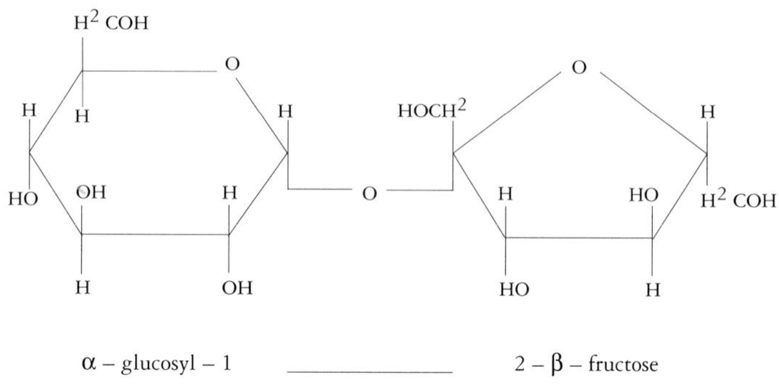

Formule du saccharose.

est surtout dû aux acides gras saturés et, en particulier, à ceux cachés dans les viandes, charcuterie, fromages, pâtisseries, viennoiseries, crèmes glacées, fritures...

Les acides gras monoinsaturés sont très répandus, dans tous les aliments d'origine animale ou végétale. Le plus important est l'acide oléique, dont l'huile d'olive contient 70 %. Les huiles ont toutes des compositions différentes : la moins riche en acides gras saturés est l'huile de colza. Seules quatre huiles contiennent de l'acide alphalinolénique (colza, soja, noix et germes de blé). Les plus riches en acide gras polyinsaturés sont les huiles de tournesol, pépins de raisin, germes de maïs, soja. Le beurre contient 65 % d'acides gras saturés. Nous devons donc bien choisir et assortir les matières grasses de notre alimentation.

Les glucides

Ils sont également appelés hydrates de carbone, « carbohydrates » en anglais. C'est la principale source d'énergie de notre alimentation. Dans les pays en développement ou en Europe, il y a 150 ans, ils pouvaient représenter 60 à 80 % de l'apport énergétique; aujourd'hui en France on en est à 40 % environ pour un apport souhaitable qui devrait se situer entre 50 et 60 % de la ration. Alors qu'il n'y a pas de glucides indispensables au sens physiologique, ils sont très importants dans notre alimentation par leur rôle dans la couverture des apports énergétiques de l'organisme. Le glucose est en outre la source énergétique préférentielle du cerveau. C'est pourquoi nous ne pouvons pas en manger moins de 120 g par jour. Il provient soit directement de l'alimentation, à jeun, soit du foie où il est stocké, après les repas.

Après avoir été digérés et absorbés, à une vitesse variable selon différents facteurs, liés notamment à la vidange gastrique, ils entraînent une élévation plus ou moins importante de la glycémie : cette élévation est mesurée par un paramètre appelé index glycémique.

Des aliments comme le sucre, la confiture, les bonbons élèvent fortement la glycémie, d'autres comme les pommes de terre, le riz, les pâtes, les fruits ont un moindre index glycémique, tandis que les légumineuses ont un très faible index. L'élévation de la glycémie entraîne une sécrétion d'insuline qui fait rentrer le glucose (sucre) dans les cellules où il est stocké sous forme de glycogène dans le foie et surtout dans les muscles. Lors d'un effort physique intense, le stock de glycogène musculaire est utilisé comme carburant énergétique.

Les glucides ne sont pas tous bien absorbés dans l'intestin grêle, c'est le cas des glucides se présentant sous forme d'amidon résistant, qui de même que certaines fibres alimentaires, sont digérés dans le côlon grâce aux bactéries : c'est la fermentation colique bactérienne. Elle est très utile pour le bon fonctionnement du côlon mais aussi pour la production à partir des glucides de

L'intolérance au lactose un problème mondial et racial

Le lactose ou sucre de lait est un disaccharide composé de deux monosaccharides, le glucose et le galactose. Pour être assimilé, c'est-à-dire absorbé, il doit être hydrolysé donc scindé en deux au niveau de l'intestin grêle par une enzyme, la lactase. Lorsque celle-ci est absente ou insuffisante, le lactose parvient en entier au niveau du côlon où il est attaqué par la fermentation bactérienne, créant alors des troubles digestifs (douleurs, ballonnements, diarrhée...) ! c'est l'intolérance au lactose. Les personnes qui en sont atteintes renoncent alors au lait. Cette caractéristique est très répandue dans le monde atteignant 100 % des Japonais, des Thaïlandais, des Africains, des Eskimos, 90 % des Aborigènes et des Indiens d'Amérique du Sud ; elle est au contraire plus rare chez les Européens et en Amérique du Nord ; en France il y a un gradient Nord-Sud. Ce trait apparaît progressivement au cours de l'existence, s'installant avec l'âge et s'accentuant lorsque l'on supprime le lait. La tolérance au lactose correspond sans doute à une adaptation enzymatique dans les pays où le lait existe de longue date, tandis que l'intolérance existe là où il n'y avait pas autrefois (il y des milliers d'années) d'élevage pour le lait.

Le mot « glucide », vient du grec glukus, *qui veut dire doux. Le sucré est donc ce qui est doux, bon, agréable. En anglais c'est le même terme* sweet, *qui signifie doux et sucré, tandis que* sweets *veut dire sucreries et* sweetness *douceur. Recherché parce qu'il fait plaisir, le goût sucré, dans toute son intensité, n'était apporté autrefois que par le miel et les fruits séchés, puisque la canne à sucre n'est réellement entrée en Europe qu'à la fin du* X*e* *siècle, par Venise. Quant au sucre de betterave, il a fallu attendre le début du* XIX*e* *siècle pour que les Français en développent la production sous l'Empire. En effet, en 1806, lorsque Napoléon institue le blocus continental, fermant au commerce de l'Angleterre tous les ports du continent, la pénurie de sucre s'aggrave à Paris et dans les grandes villes d'Europe. C'est alors que l'idée de produire du sucre à partir de la betterave suscite l'intérêt de nombreux chercheurs. Le dernier venu dans le monde sucré est le sirop de maïs développé depuis peu aux États-Unis et en Europe. Mais à côté de ses propriétés organoleptiques, le sucre a d'autres propriétés apaisantes, très anciennes, puisqu'il est utilisé comme traitement des plaies, blessures, escarres, saupoudré ou tartiné (miel) directement sur les lésions !*

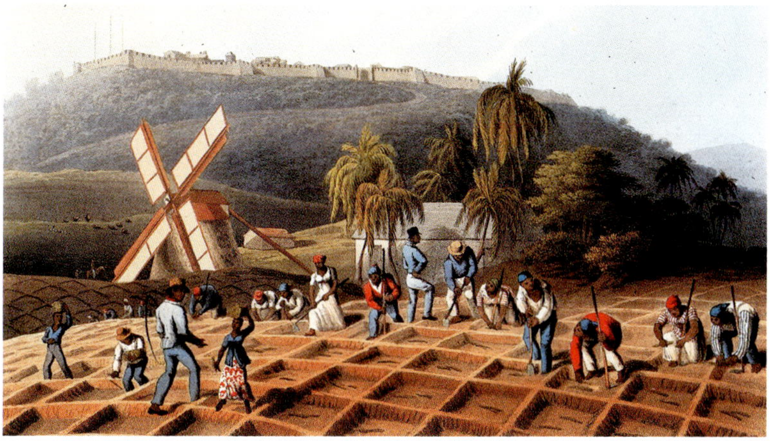

Antilles.
Esclaves plantant les boutures de canne à sucre, ***lithographie* XIX*e* *siècle*, W. Clark, 1823.**

certains acides gras courts, volatils dans l'intestin. Les glucides enfin donnent du volume à notre alimentation et le goût sucré de certains d'entre eux confère cette saveur aux aliments qui les contiennent. Les glucides sont en effet constitués d'unités de glucose ou d'autres sucres simples (fructose, galactose) éventuellement groupés en unités doubles (disaccharides) tels que le saccharose (glucose-fructose), le lactose (glucose-galactose)... ou en chaînes beaucoup plus longues, ramifiées ou non, d'origine végétale (amidon), ou d'origine animale (glycogène). Les monosaccharides (une seule unité) ou certains disaccharides ont une saveur sucrée. Celle-ci peut aussi apparaître lorsque l'amidon est attaqué par les enzymes salivaires telles que l'amylase : le pain savouré devient sucré au goût, et donc savoureux !

Les fibres alimentaires

On les appelle aussi fibres végétales, car elles sont exclusivement d'origine végétale. Longtemps elles ont été négligées car, n'étant

Conseil

Les fibres, un balai à manier avec précaution

Les fibres c'est comme l'intestin c'est délicat ! Certaines fibres sont plutôt irritantes, lorsque l'on en consomme trop, trop d'un seul coup, surtout si l'on n'y est pas habitué : ce sont les fibres des légumes, la cellulose et la lignine (surtout les choux et les légumes à maturité) et l'inuline (poireaux et oignons, asperges, salsifis, topinambours, artichauts). Prudence si l'on n'est pas habitué. Les légumineuses contiennent aussi des substances apparentées au fibres, les alpha galactosides, qui peuvent être sources d'inconvénients, mais qu'un trempage correct élimine en grande partie. Pour les intestins peu habitués ou fragiles, il faut toujours augmenter progressivement la consommation de fibres. Il en est de même pour les fibres préconisées dans la constipation, l'hémicellulose du son (pain complet...). En outre, elles ne sont efficaces que si l'on boit suffisamment, sinon elles produisent l'effet inverse. Enfin les types de fibres sont nombreux et il faut varier les sources pour en obtenir la diversité d'effets. Malheureusement quand il existe une colopathie douloureuse, on est parfois obligé de les limiter au minimum, en privilégiant la pectine des fruits cuits et les légumes cuits.

pas digérées, on considérait qu'elles n'avaient pas de rôle et n'apportaient ni énergie, ni matériau de construction. En réalité, elles jouent de très grands rôles dans l'équilibre alimentaire. Leur définition a été souvent revue et élargie car elles correspondent en réalité à un ensemble hétérogène, complexe et varié. Ce sont les constituants des cellules et des parois végétales non digérés par les enzymes digestives humaines. Selon les espèces animales, une substance peut donc être ou non une fibre : les rongeurs ont des enzymes capables d'hydrolyser (attaquer) la cellulose, les ruminants sont capables de digérer les fibres végétales dans leur rumen.

Les fibres sont des polysaccharides, excepté la lignine (et quelques autres composants des végétaux). On distingue les fibres non amylacées cellulosiques (cellulose) et non cellulosiques (hémicellulose, pectine, guar, gomme, mucilage, inuline...), et les fibres amylacées ou amidons résistants. Ces derniers sont parfois classés dans les glucides, car selon certaines transformations structurelles liées à la cuisson par exemple, l'amidon est bien digéré ou non digéré (amidon résistant) et alors considéré comme une fibre.

Les effets des fibres sont très nombreux et dépendent de certaines de leurs propriétés physico-chimiques et notamment de leur solubilité : les fibres insolubles vont avoir un rôle sur le transit intestinal en se gonflant d'eau, ce qui augmente leur volume, tandis que les fibres solubles, en servant de substrat (nourriture) à la flore bactérienne intestinale, la développent, ce qui accroît le bol (volume) fécal. Elles ont donc un rôle régulateur du transit intestinal le facilitant, à condition d'un apport simultané en eau.

Ce rôle est surtout assuré par l'hémicellulose, fibre principale de l'enveloppe (son) des céréales, mais aussi par la pectine des fruits et les fibres des graines, mais beaucoup moins par la cellulose des légumes ou la lignine des « vieux » végétaux. En facilitant la prolifération (10^{12} germes/gramme de contenu intestinal) d'une flore bactérienne colique (du côlon) abondante et variée, adaptée à chaque type de fibre, et donc à chaque type de « régime », les fibres entraînent la production de gaz (CO_2, H_2, CH_3...) qui peuvent avoir un effet gênant, mais aussi la production d'acides gras à chaîne courte, volatils : ceux-ci fournissent de l'énergie pour les tissus périphériques et ont des effets bénéfiques sur le métabolisme des lipides au niveau hépatique (foie), et enfin sont de bons substrats pour les cellules du côlon, ce qui contribue à leur rôle anticancérogène.

Les fibres

Pain complet et céréales fournissent des fibres pour le petit déjeuner.

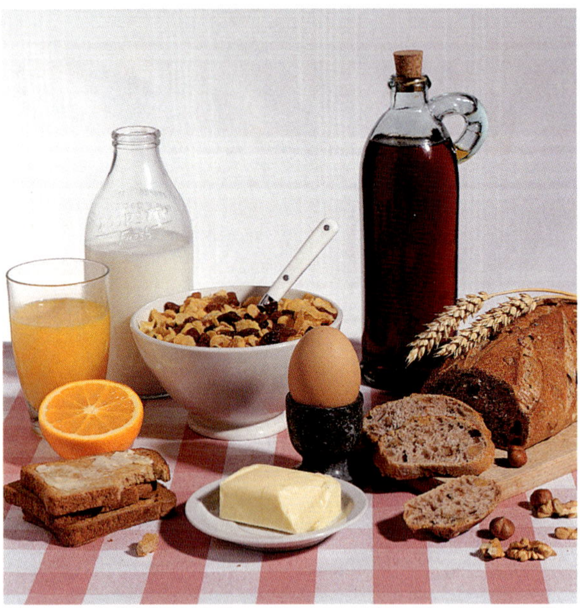

Trop peu de fibres, c'est fréquent

	Fibres
Matin :	*Grammes*
Thé	
Lait	
Baguette (50 g)	1,4
Gelée de groseille	0,1
Midi :	
Crevettes	
Pain (20 g)	1
Poulet	
Frites (200 g)	4
Crème glacée	
Bière	
Soir :	
Friand au fromage (1)	1
Jambon	
Salade de laitue (50 g)	0,7
Petit beurre	1
Total : 9,2 g	

Or, une journée alimentaire doit fournir 30 à 40 g de fibres par jour.

Les fibres solubles ont des effets sur l'absorption des nutriments, réduisant la vitesse d'absorption des glucides et l'index glycémique, diminuant l'absorption des lipides et du cholestérol alimentaire et dans une faible mesure celle de l'azote et des minéraux : pour ce dernier point, c'est le cas de l'acide phytique considéré comme une fibre non polysaccharidique. Toutefois, l'effet global des aliments riches en fibres est bénéfique sur le statut minéral de l'organisme car ces aliments contiennent beaucoup de minéraux, et l'absorption des cations (calcium, magnésium...) est déplacée de l'intestin grêle vers le côlon. Les fibres insolubles comme la lignine augmentent l'excrétion des sels biliaires et diminuent la production des sels biliaires secondaires agressifs. La consommation de fibres est d'environ 15 à 20 g/jour dans notre pays alors qu'elle devrait avoisiner 30 à 40 g/jour.

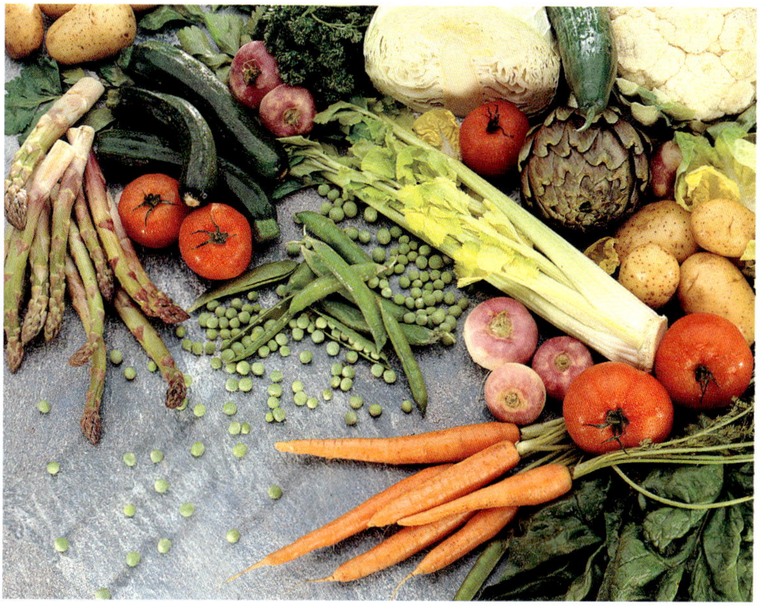

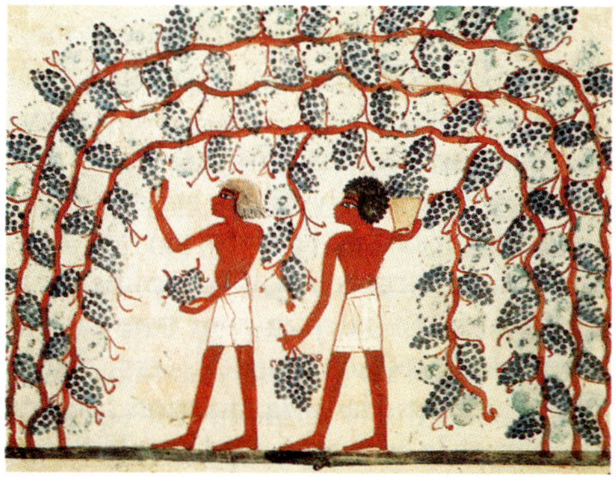

La Cueillette des raisins,
1556-1314 avant J.-C., Thèbes, vallée des Nobles, tombe de Nakht.

Noé buvant une coupe de vin au milieu des vignes,
mosaïque XIIIe *siècle. Venise, basilique San Marco.*

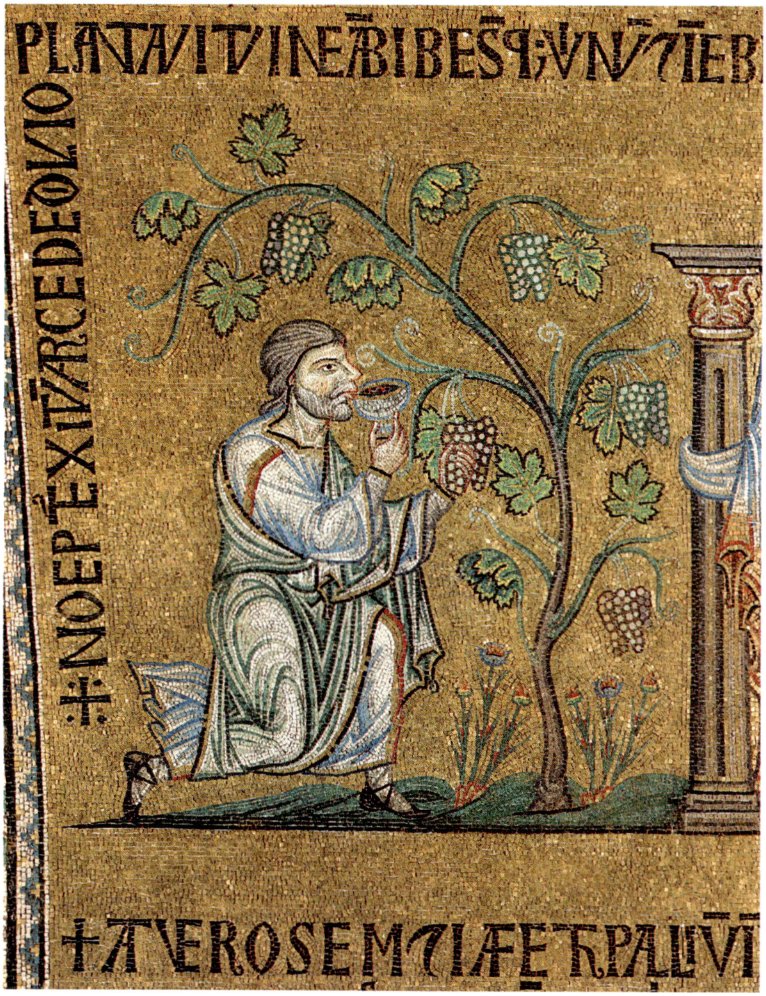

PLANCHE II : *l'esprit du vin*

On me dit :
« Ne bois plus, Khayyâm ! »
Je réponds : « Quand j'ai bu,
j'entends ce que disent
les roses, les tulipes et les jasmins.
J'entends, même,
ce que ne peut me dire
ma bien-aimée. »

OMAR KHAYYÂM

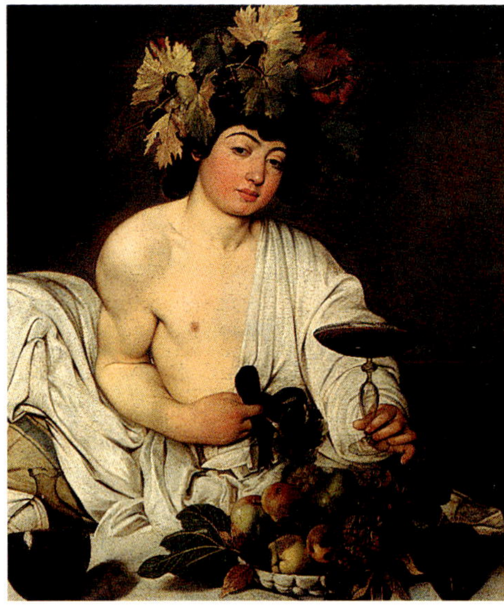

Bacchus adolescent,
Caravaggio, 1593.
Florence, galerie des Offices.

Les Noces de Cana, *Veronese, 1562-1563.*
Paris, musée du Louvre.

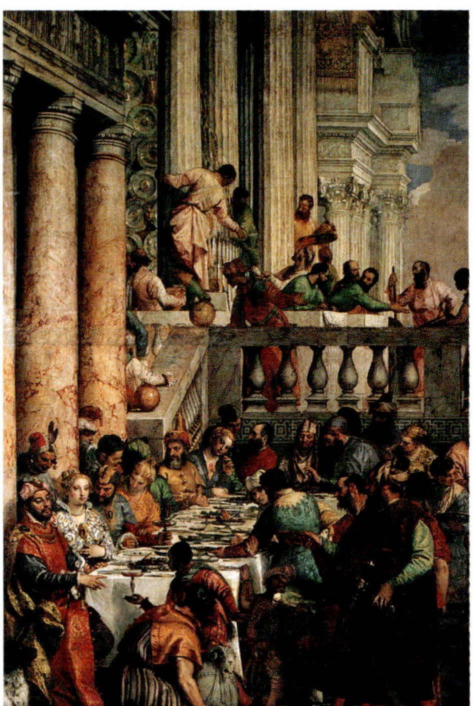

suppléments nutritionnels, de magnésium, chez des cohortes de sujets fatigués, alors que notre assiette pourrait nous permettre de faire le plein !

Les vitamines

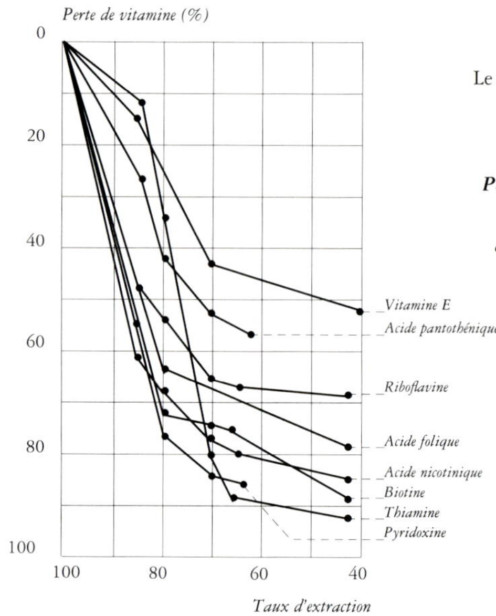

« Un aliment naturel est surtout parfaitement équilibré.
Le raffiner, lui soustraire un constituant l'appauvrit et le déséquilibre. »
H. Bour

Perte en vitamines lors du raffinage. Relation entre le taux d'extraction et l'appauvrissement, en vitamines, d'une farine.

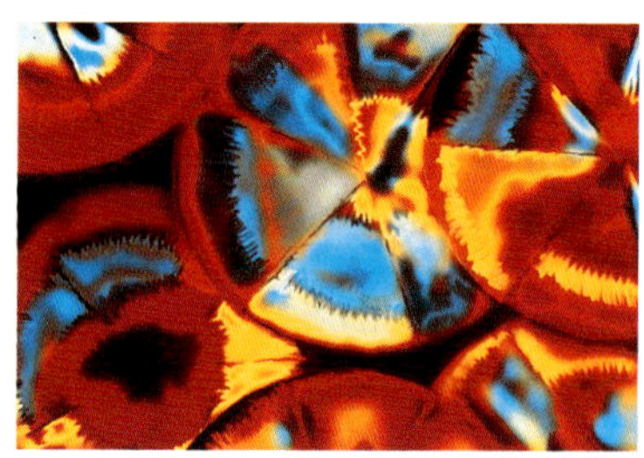

Cristaux de vitamine C.

L'eau

Autant que la nourriture, l'eau est indispensable à la vie. Mais plus vite encore que l'alimentation, sa privation menace la vie. La vie est également menacée quand l'eau est polluée. L'eau est source de vie. C'est dans l'eau que sont apparus il y a plus de 3 milliards d'années les premiers organismes vivants ; c'est dans l'eau, celle du liquide amniotique, que débute la vie de l'être humain, aquatique pendant 9 mois.

L'eau représente environ 65 % du poids du corps. Son renouvellement est constant dans l'organisme, mais l'eau éliminée n'est pas celle qui vient d'être bue : la moitié de l'eau ingérée s'élimine en 10 jours ! L'eau est absorbée au niveau de l'intestin, du côlon surtout, et parvient dans le courant sanguin. Les débits circulatoires

Les carences vitaminiques dans l'histoire

La célébrité des vitamines est d'abord venue des troubles spectaculaires engendrés par leurs carences. Si les signes du béribéri ou du scorbut sont décrits bien avant J.-C. dans les écrits chinois ou égyptiens, ce n'est qu'au XVIe siècle, en 1536, que Jacques Cartier sauva une partie de son équipage en découvrant que les décoctions d'aiguilles de pins et de jus de citron pouvaient prévenir ou traiter le scorbut. Au XVIIIe siècle la marine britannique est confrontée à de gros problèmes de démences, de rébellions et de sauvagerie dans ses équipages ; avec le recul on peut attribuer aujourd'hui ces troubles à une carence en vitamine B 9 (ou acide folique) conduisant à la folie. C'est au XIXe siècle que sont survenues des épidémies de béribéri en Indochine, lorsque la machine à vapeur a permis le décorticage du riz et donc l'élimination de la vitamine B 1 avec la cuticule. Ce facteur nutritionnel sera appelé par Funk en 1911 « vitamine », c'est-à-dire amine vitale. Quant au rachitisme, avant d'être prévenu par 3 gouttes de Stérogyl, il a fait la gloire de l'huile de foie de morue, dont la richesse en vitamine D (et en vitamine A) est phénoménale, à la cuillère à soupe, pour le plus grand « malheur » des gamins en culotte courte de la première moitié du XXe siècle.

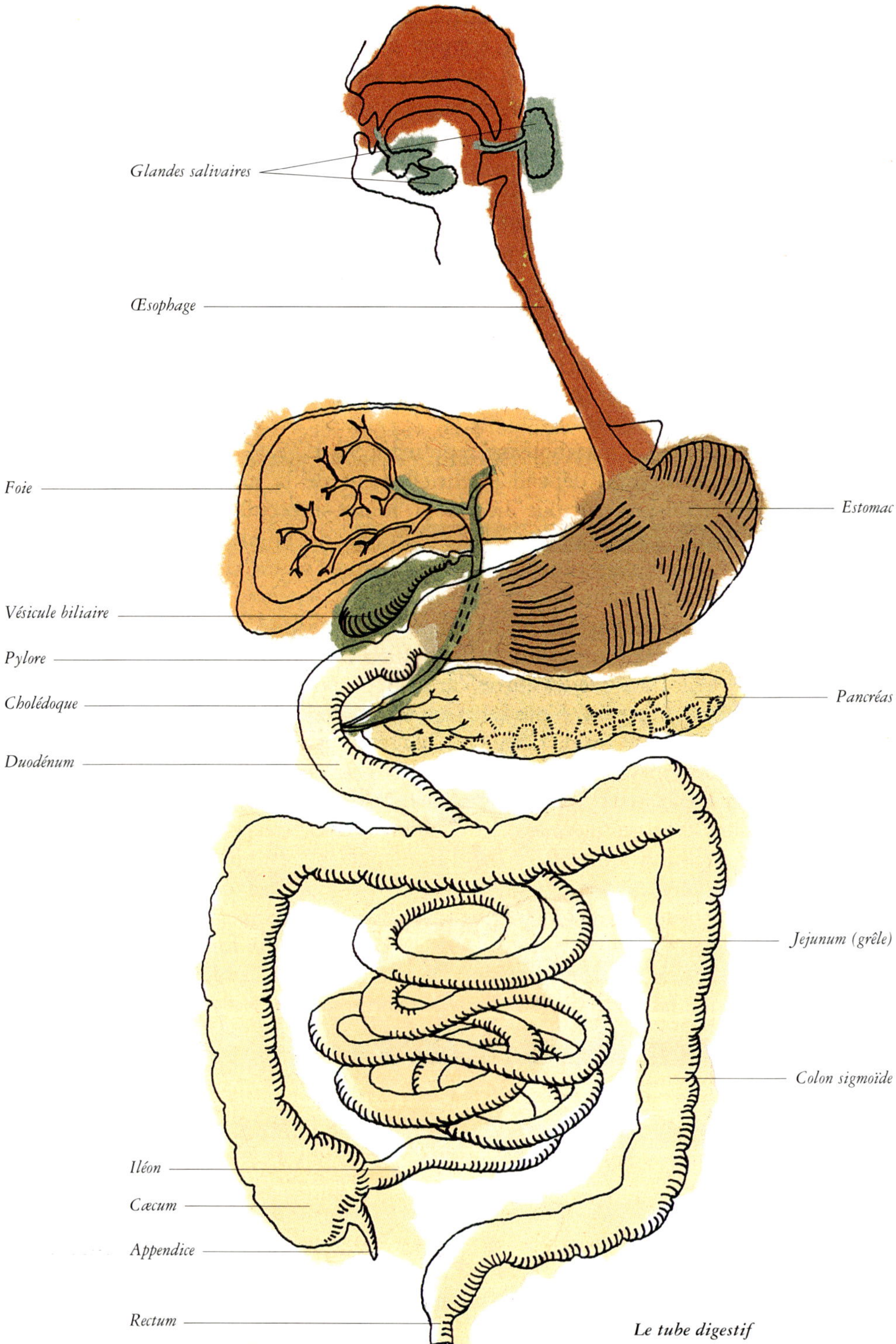

Le tube digestif et les glandes du système digestif

PLANCHE III : *anatomie de la digestion*

La paroi de l'intestin grêle pour l'absorption des nutriments

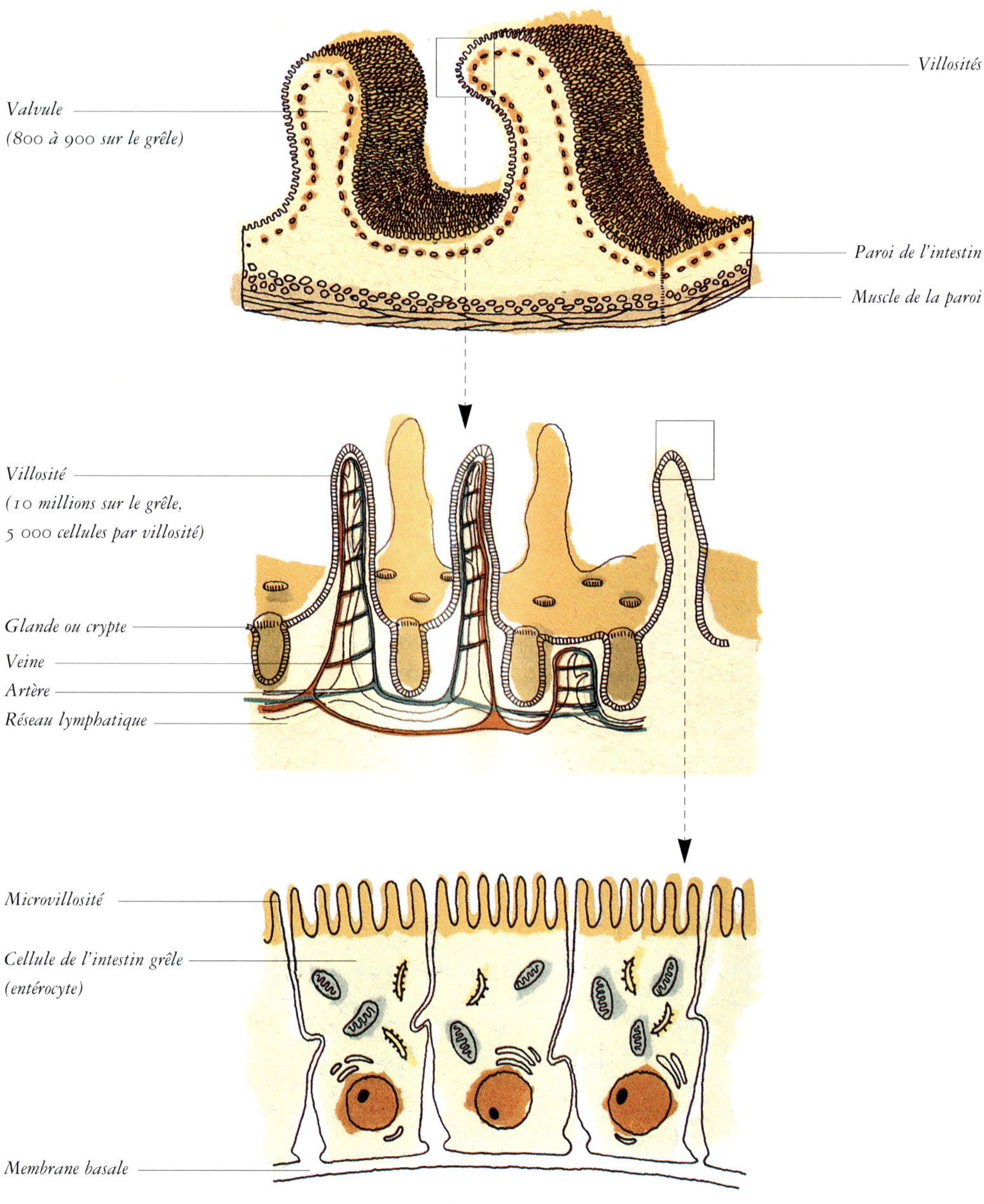

Il ne faut jamais supprimer les glucides

La plupart de ceux qui pensent connaître la diététique et qui veulent se mettre au régime suppriment les glucides. Or la régulation de l'apport en glucides est extrêmement précise, car les stocks sont très faibles et le cerveau doit toujours être fourni en glucose. C'est pourquoi une réduction des glucides, qu'ils soient sucrés ou non, entraîne toujours un besoin inverse de compensation, d'où la naissance d'une frustration. Ne dit-on pas lorsque l'on supprime quelque chose « qu'on le sucre »! Quelle privation! D'autant plus que nous sommes de plus en plus sollicités, hyperstimulés par des aliments de plus en plus forts en goût, surtout sucrés. On a donc imaginé d'utiliser des édulcorants, permettant de maintenir le goût sucré sans l'apport en glucides. Malheureusement, cela est perçu inconsciemment par l'organisme comme un leurre, et le manque glucidique est en partie compensé par l'organisme sur les autres repas. Le discours très alléchant, « le plaisir sans les calories », est lui même un leurre; car indéniablement le plaisir du sucré peut tromper les papilles gustatives, mais pas les neurones qui ont besoin de sérotonine, c'est-à-dire de l'effet que le sucre entraîne sur le cerveau. Et puis ce discours de dissociation des fonctions alimentaires, comme si l'un était bon et l'autre mauvais, est aux antipodes de cette nécessaire unité et complémentarité des facettes de l'acte de manger : glaces aux faux gras, aux faux sucres, sans calories, oui, mais quand est-ce qu'on mange?

L'organe sensoriel du goût

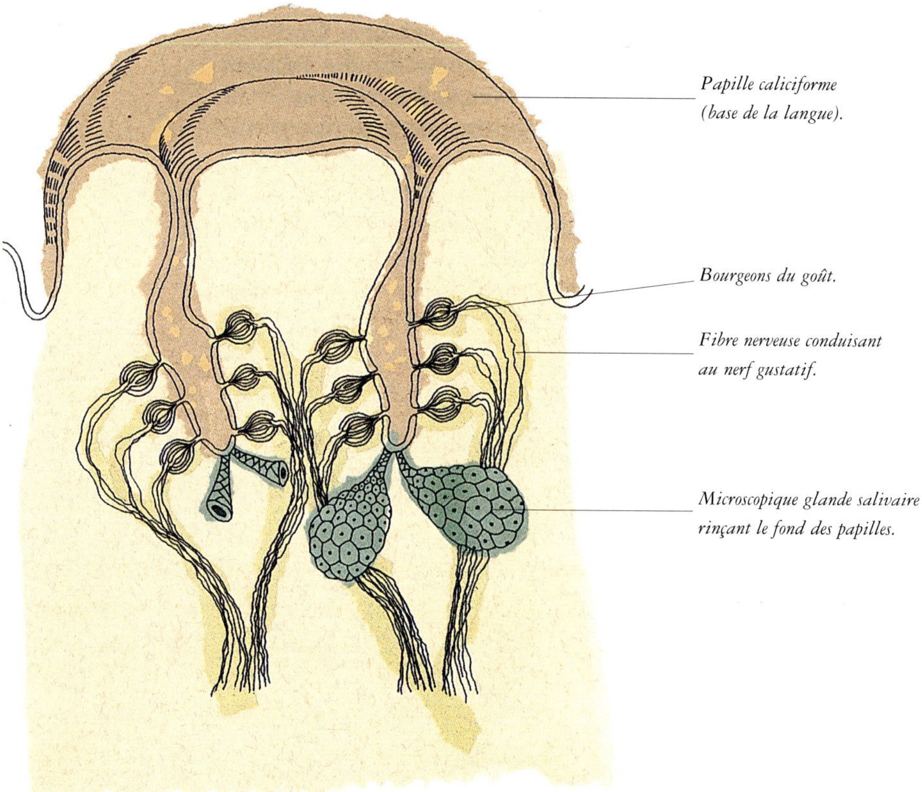

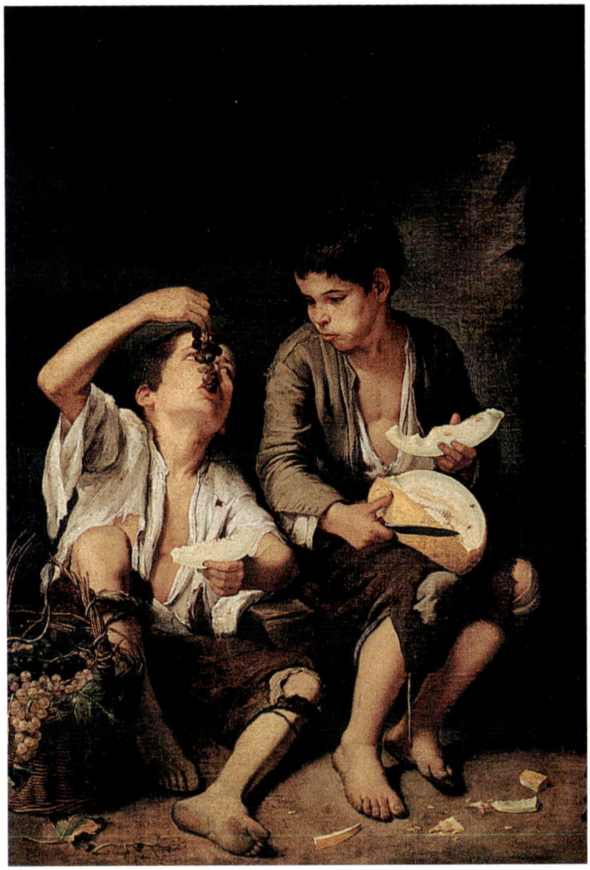

Les Mangeurs de melon et de raisins,
Bartolomé Esteban Murillo, 1645-1646.
Munich, Alte Pinakothek.

Le goût et l'enfant

Le goût sucré est une pulsion innée à renforcement culturel très net. C'est même la préférence innée de la quasi-totalité du règne animal, excepté chez les félidés. Elle existe dès avant la naissance : en effet, lorsque l'on injecte une solution sucrée dans le liquide amniotique, le fœtus augmente son rythme de déglutition, dès que les bourgeons du goût sont apparus à la 11e semaine — c'est un inné précoce. L'alimentation de la mère pourrait avoir un rôle sur l'acquisition des préférences de l'enfant ? À la naissance, il préfère le sucré : si on dépose sur sa langue une goutte de solution sucrée on obtient un sourire, si c'est une solution amère il détourne la tête avec une grimace.

L'enfant reconnaît l'odeur de sa mère et de son lait, quelques heures après la naissance. Petit, il fait une fusion avec sa mère et tout ce qui vient d'elle est bon. Jusqu'à deux ans, il aime tout ce qu'elle lui donne. Après c'est le début de la construction de la personnalité, il va devoir s'identifier, s'affirmer, il va marquer sa différence par des refus normaux. C'est une apparente régression : il ne faut pas enfermer l'enfant dans cette situation en le confinant dans une exclusive alimentaire : « Il est très pomme de terre, il n'est pas du tout poisson. » Au contraire, il faut l'aider à redécouvrir les aliments en les goûtant. Après la puberté, l'attirance vers l'amer apparaîtra, surtout chez le garçon.

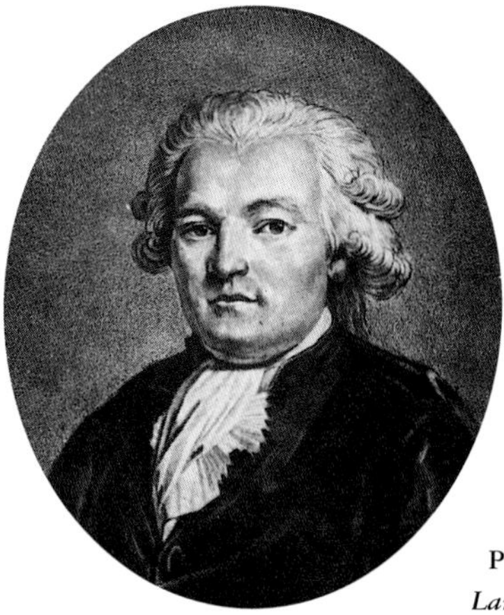

Portrait de Brillat-Savarin,
Lambert le Jeune,* XIXe *siècle.

Ce n'est pas seulement avec notre palais ou notre odorat que nous percevons les qualités des aliments.
Certes, sans l'odorat nous serions des handicapés du goût : *« Le nez est la cheminée du palais. »* BRILLAT SAVARIN.
Nos trois autres sens y contribuent.
La vue est bien sûr le sens le plus mis en avant aujourd'hui par le biais de la publicité.
« Il est des sociétés pour qui les belles couleurs alimentaires sont plus importantes que les goûts. Aux USA, la couleur des tomates est, semble-t-il, plus importante que leur saveur. »
J. TRÉMOLIÈRES.
La couleur est tellement importante que l'on n'est pas capable de reconnaître le goût de cerises incolores. Nous avons établi, par l'apprentissage, des habitudes associatives entre couleur et aliment : rouge = fruit = sucré. Par analogie le goût sucré serait devenu celui des bons aliments tels que les fruits rouges, tandis que les baies toxiques sont amères et rejetées. La présentation des plats est ainsi devenue très importante : c'est le plaisir des yeux; cela fait envie, met en appétit.
Certains magasins doivent leur succès aux odeurs qu'il délivrent, d'autres à leur vitrine : une pâtisserie ne peut se concevoir qu'avec une grande baie vitrée. Une boulangerie dans un village peut très bien n'avoir qu'une petite porte d'entrée pleine, le client viendra quand même, il a besoin du pain, il n'a pas besoin d'être attiré par lui.
L'ouïe est aussi mise en jeu lorsque l'on entend crépiter, mijoter, grésiller le bruit d'un plat qui se prépare. Ça croustille, ça craque, ça croque. Entendre quelqu'un croquer une pomme, un morceau de baguette, donne envie de manger. Inversement certains bruits buccaux peuvent écœurer. La publicité utilise aussi certains bruits ou certains mots évocateurs : crunch, rice crispies, crackers.
Le toucher n'est pas de reste. Toucher un aliment avant de l'acheter, cela fait tellement envie que c'est interdit! Pourtant pour l'enfant c'est déjà un renseignement important. Manger avec ses doigts, et se les lécher, c'est tellement meilleur! Quand l'on pense que les bonnes manières obligeaient à manger même les fruits sans les toucher : est-ce pour cela qu'elles sont frustrantes ?

sommes-nous capables de dire si nous avons des cailloux en bouche ! C'est comme si la vie devenait un film en noir et blanc, au lieu d'être en couleur et en relief. Certaines maladies ou certains accidents entraînent une perte définitive de l'olfaction. Les personnes qui en sont atteintes tentent parfois de se suicider : le goût (et surtout l'odorat) donne du sens à la vie ! Pour l'odorat, 10 millions de neurones-récepteurs venant du cerveau tapissent 2 à 4 cm^2 (chez le chat 20 cm^2, le chien 30 à 100 cm^2) de la partie haute des cavités nasales et conduisent à 25 millions de fibres nerveuses : une vraie autoroute de l'information ! Ces neurones sont parmi les rares cellules nerveuses renouvelées (tous les 100 jours), c'est dire l'importance vitale que l'organisme accorde à l'odorat. C'est sans doute pour cela aussi que l'attirance sexuelle est conditionnée dans de nombreuses espèces animales par des phéromones, substances chimiques odorantes sécrétées par des glandes et qui représentent des signaux. Chez l'homme, ce rôle est plus dévolu aux parfums aphrodisiaques, mais l'odeur naturelle joue sans doute un rôle. On pense aujourd'hui que la signification des nausées et des envies chez la femme enceinte correspond à une hypersensibilité olfactive durant le début de la grossesse, ayant pour but de rejeter les produits nocifs dans un but de sécurité alimentaire et donc de protection de l'enfant. Le goût c'est donc, d'une part, la saveur de l'aliment, d'autre part, le sens physiologique, associé à l'odorat, ainsi que l'organe du goût.

La madeleine de Proust

« Et tout un coup, le souvenir
m'est apparu. Ce goût, c'était celui
du petit morceau de madeleine
que le dimanche matin, à Combray,
quand j'allais lui dire bonjour
dans sa chambre, ma tante Léonie
m'offrait, après l'avoir trempé
dans son infusion de thé ou de tilleul.
La vue de la petite madeleine ne m'avait
rien rappelé avant que je n'y eusse
goûté;... mais quand, dans un passé
ancien, rien ne subsiste, après la mort
des autres, après la destruction
des choses, seules, plus frêles mais plus
vivaces, plus immatérielles,
plus persistantes, plus fidèles, l'odeur
et la saveur restent encore longtemps,
comme des âmes, à se rappeler,
à attendre, à espérer sur la ruine de tout
le reste, à porter sans fléchir
sur leur gouttelette presque impalpable,
l'édifice immense du souvenir.
Et dès que j'eusse reconnu le goût
du morceau de madeleine, trempé dans
le tilleul que me donnait ma tante (...)
aussitôt la vieille maison grise
sur la rue, où était sa chambre,
vint comme un décor de théâtre
s'appliquer au petit pavillon donnant
sur le jardin, qu'on avait construit
pour mes parents, sur ses derrières (...);
et avec la maison, la ville,
depuis le matin jusqu'au soir
et par tous les temps, la place
où on m'envoyait avant déjeuner,
les rues où j'allais faire des courses,
les chemins qu'on prenait si le temps
était beau. »

Marcel Proust.
L'évocation des souvenirs,
en goûtant la petite madeleine...

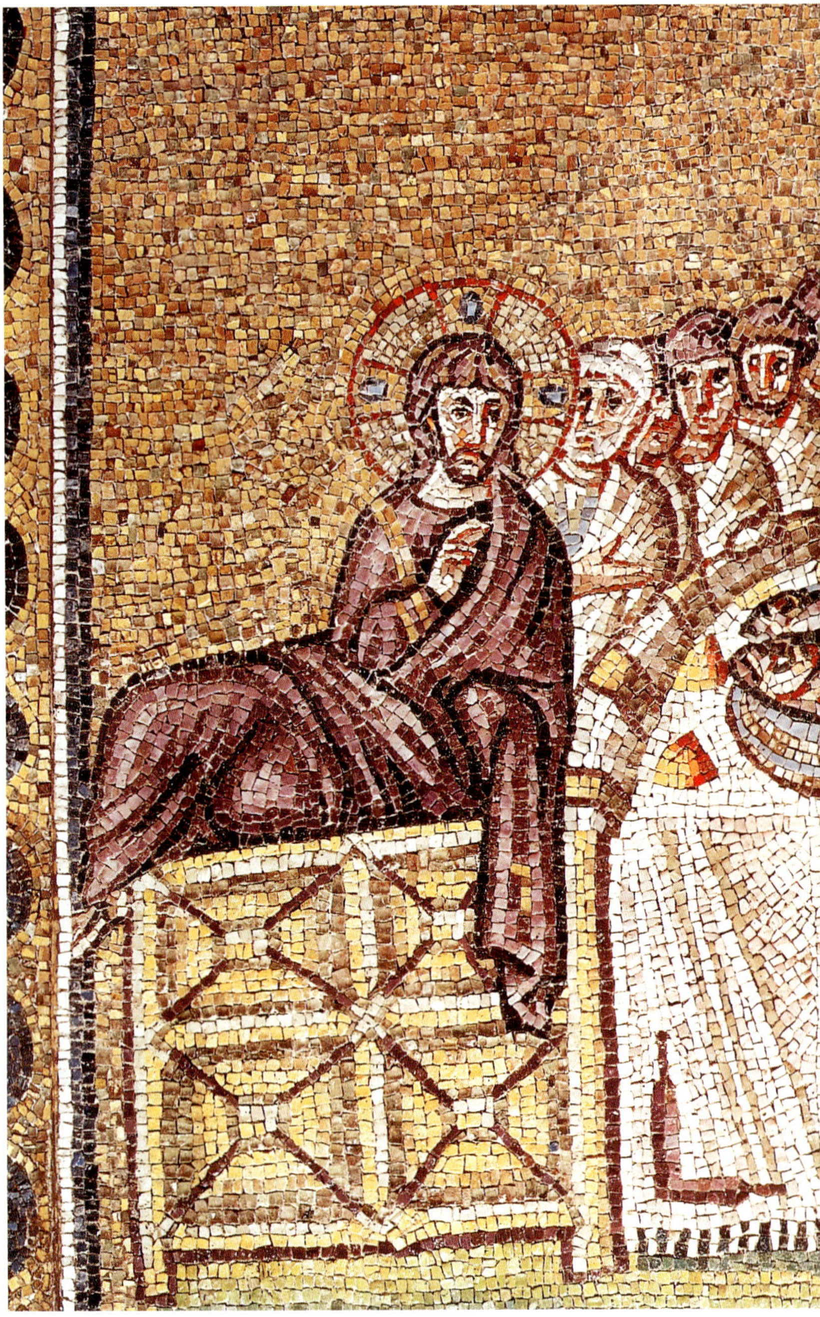

PLANCHE IV : *mythologies de la Table*

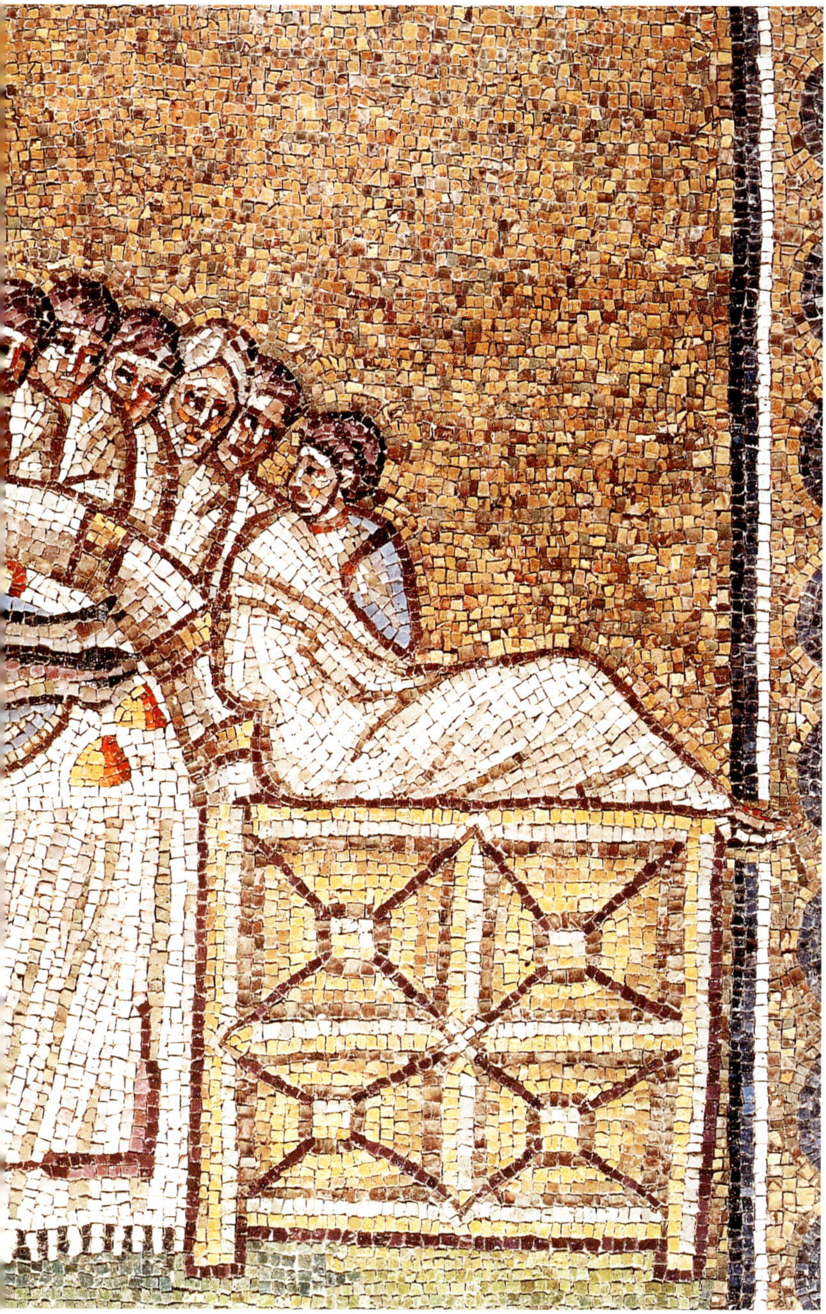

Mosaïque murale, *VIe siècle.*
Ravenne, église Saint-Apollinaire.

Le goût est aussi un désir : la perte de ce désir conduit à la perte de l'envie de vivre. Et lorsque l'on dit de quelqu'un, « il n'a plus de goût », on pense immédiatement qu'il ne veut plus vivre. Cela se traduit souvent par une perte d'appétit. Le premier signe de la dépression est souvent celui-là, suivi de la perte de poids. C'est le syndrome de glissement de la personne âgée seule, qui se laisse mourir de faim. Et lorsque l'on veut aider le parent ou l'ami hospitalisé ou convalescent à remonter la pente, on lui apporte des fleurs, mais surtout des bonbons ou des chocolats. Le goût est enfin un art, comme la diététique : « *La diététique est un art de vivre.* » J. TRÉMOLIÈRES.

D'un connaisseur, on dira qu'il a du goût, qu'il a bon goût : c'est un être raffiné, distingué ; il sait apprécier, discerner, déguster, goûter les bonnes choses. Mais de même que l'on peut découvrir la musique ou la peinture, on peut aussi apprendre à devenir gourmet, à manger avec goût. Le goûteur est dans ce sens un être rare, sélectionné pour sa sobriété, surtout pour goûter les eaux : car l'eau a des goûts !

Le sucré, saveur tirelire

Pour le tout-petit, les moyens de communication sont peu nombreux. Pour la maman, les moyens de réponse le sont également. Un pleur, un cri, peuvent avoir plusieurs raisons : mouillé, fatigué, mal, faim... Comment distinguer ? Faim : maman répond par un biberon d'eau sucrée, le gazouillis qui le suit la réjouit. Mal, mouillé, fatigué... même réponse du biberon d'eau sucrée... L'enfant saisit vite que chaque fois qu'il se plaint il a la même réponse : c'est la saveur-tirelire, c'est la prime de plaisir. Petit à petit le goût sucré devient celui de l'apaisement, du soulagement de n'importe quelle tension. Pour obtenir cette récompense, il n'a même plus besoin d'avoir réellement une plainte, il suffit de gémir un peu, la réponse ne tarde pas. C'est peut-être là que naît cette utilisation de l'aliment, notamment du sucré, comme calmant, comme fausse solution, réponse inadaptée à un vrai problème : c'est là la définition de la névrose ! Pour l'alcool, le même schéma peut naître plus tard : après une contrariété, le verre soulage, ceci est constaté plusieurs fois ; sans contrariété, le bien-être peut apparaître aussi, puis c'est l'habitude avec l'utilisation systématique de l'alcool pour répondre à n'importe quel problème...

Plaisir et psychologie

« Le génie de l'amour et le génie de la faim, ces deux frères jumeaux, sont les deux moteurs de tout ce qui vit, se met en mouvement pour se reproduire. L'amour et la faim... leur but est le même. Il faut que la vie ne cesse jamais. Il faut qu'elle se souvienne et qu'elle crée. » TOURGUENIEV.

Manger fait du bien, chacun d'entre nous en fait l'expérience quotidienne. Tous nos sens sont en éveil pour le ressentir, ce plaisir. *« Le Créateur, en obligeant l'homme à manger pour vivre, l'y invite par appétit, et l'en récompense par le plaisir. »* BRILLAT SAVARIN. Cette recherche de satisfaction immédiate est parfois une compensation pour consoler, réconforter, rassurer. Le sucré est sans aucun doute ce qui procure le plus de satisfaction, lorsque ce goût sucré est apporté par des glucides (et non pas par des édulcorants). Ceci s'explique très bien par le fait que les glucides sont susceptibles d'augmenter la production cérébrale de sérotonine, un neuro-transmetteur ayant des effets apaisants, voire antidépresseurs, c'est cela que nous recherchons en nous réfugiant dans la toxico-glucomanie. *« En cas de stress, sucre ton thé. »* PROVERBE CHINOIS. On peut parler de véritable drogue dans la mesure où plus que l'habitude c'est un véritable besoin qui est créé, avec un manque en cas de privation. Lorsque l'alimentation est d'abord utilisée pour ses effets psychologiques, de lutte contre le stress, les soucis, les contrariétés, les frustrations, des déviations alimentaires peuvent apparaître. Beaucoup de problèmes alimentaires ont leurs racines dans un vécu douloureux de l'existence, avec inconsciemment la compensation d'un manque d'amour... ou la réponse inadaptée à une angoisse. *« Le plaisir de la table est de tous les âges, de toutes les conditions, de tous les pays, de tous les jours ; il peut s'associer à tous les autres plaisirs et reste le dernier pour nous consoler de leur perte. »* BRILLAT-SAVARIN. Le nutritionniste ne peut résoudre les problèmes existentiels de tous ses contemporains, mais il peut les aider, d'une part, à utiliser l'alimentation autrement que dans cette unique fonction psychologique, d'autre part, à chercher à trouver le plaisir alimentaire dans des saveurs et des aliments simples.

Plaisir et symbolique

« *Un aliment ne doit pas être seulement bon à manger mais bon à penser.* » CLAUDE LEVI-STRAUSS.

Nous mangeons autant des symboles que des aliments, c'est-à-dire autant ce que représentent les aliments que leur réalité : la soupe de grand-mère est bonne surtout si l'on aime grand-mère !

LA VALSE DES G

Tout le vocabulaire qui se rapporte aux goûts commence par un G ou contient un G : est-ce parce que la bouche est une gueule chez l'animal ? Gourmet, gourmand, glouton, goulu, goinfre. Mais aussi engouffrer, déguster, goûter, engloutir, grignoter, se gaver, gosier, goûteur, gueulard, Gargantua, Grangousier, Gargamel, gastre (estomac), gascon, Gault et Millau !

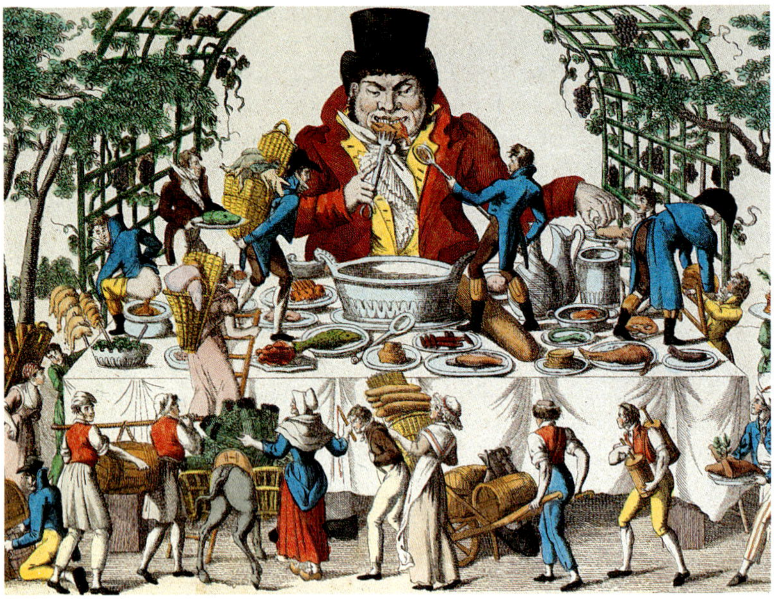

Gargantua à son grand couvert, *début* XIXe *siècle. Paris, musée Carnavalet.*

Chaque aliment est porteur de signification. C'est pourquoi l'alimentation est un fait culturel qui renaît à l'époque du régionalisme et des minorités : c'est un élément du patrimoine, c'est une des caractéristiques définissant le mieux un groupe social, de même que sa langue, avant même son habitat, son vêtement, autant que sa religion. Les religions ont d'ailleurs toutes prôné des interdits alimentaires. Et lorsque la Constitution de 1795 a voulu combattre la religion chrétienne, c'est aux préceptes alimentaires qu'elle s'est attaquée, en créant des semaines de 10 jours afin de supprimer le dimanche mais aussi le vendredi, jour de jeûne et de maigre, et en interdisant de manger du poisson ce jour-là.

Manger est donc un acte symbolique, sacré, avec ses rites, ses coutumes, ses traditions. *« Le repas est un acte sacré qui requiert de notre part une attitude intérieure de sacré. »* SAINTE HILDEGARDE.

« Soit donc que vous mangiez, soit que vous buviez, et quoi que vous fassiez, faites tout pour la gloire de Dieu » SAINT PAUL – COR. 10, 31.

Le respect de l'aliment, fruit du travail des hommes, et donc de celui qui l'a cultivé, fabriqué, fait partie de ce sens du sacré et passe par une connaissance de ce qu'est l'aliment : d'où il vient, quand et comment il pousse, comment il est fait, qui le fait...

Plaisir et affectif

Plus que des aliments, nous mangeons nos souvenirs. Et pour cela, ce sont les odeurs qui parviennent le mieux à les réveiller. Les odeurs sont chargées d'émotion, et les aliments portent cette émotion : quelle joie de retrouver la saveur et l'odeur d'un aliment d'enfance, impossible à reproduire : c'est la machine à remonter le temps, la transposition immédiate. *« Nous mangeons nos souvenirs les plus sécurisants, assaisonnés de tendresse et de rites qui ont marqué notre petite enfance. En gros nous mangeons ce que notre mère nous a appris à manger ou ce que la mère de notre mère lui a appris à manger. Nous mangeons ce qu'elles aiment de telle sorte qu'il est plus indiqué de croire que nous mangeons nos souvenirs. »* LUCE GIARD. Si les souvenirs sont bons, les aliments qui les accompagnent sont bons aussi. On se rappelle du menu de son mariage, mais pas de celui d'hier soir... !

« Manger est un acte d'amour. » J. TRÉMOLIÈRES.. Cet acte d'amour est offert par celle qui a préparé le repas, la mère de famille. *« Passée la petite enfance avec l'école, les groupes sportifs, la mère n'a plus guère d'autres occasions de se manifester que par les repas qu'elle prépare. Si la maison n'est plus qu'un endroit où l'on vient dormir et vider le réfrigérateur, comment la mère peut-elle exister ? »* J. TRÉMOLIÈRES.

Cet acte d'amour, il est vrai, perd de son sens dans le plat sous vide, réchauffé cinq minutes au micro-ondes. Il est également exact que le plateau télé individuel ne permet guère d'apprécier le repas, tant sur le plan gustatif qu'affectif. Il n'est guère étonnant que le repas et l'aliment perdent leur valeur affective. Le merci du convive occasionnel ou habituel est plus qu'une politesse, c'est une reconnaissance de ce don. *« L'amour le plus vrai est celui qui passe par l'estomac. »* G.B. SHAW.

Réunir : manger, un acte social et convivial

« En se nourrissant, l'homme n'assouvit pas seulement un besoin calorique, il cherche à satisfaire aussi son besoin de chaleur humaine. » H. LESTRADET.

Réunir : la convivialité

« Convier quelqu'un, c'est se charger de son bonheur pendant tout le temps qu'il est sous votre toit. » BRILLAT SAVARIN.

Mot à la mode à l'époque de la communication, des médias et d'Internet, réinventé par les informaticiens solitaires devant leur « micro », la convivialité est une dimension essentielle de l'alimentation, que nous percevons naturellement. Manger en famille, entre amis, donne une autre dimension au repas. Certes, il risque d'en augmenter la dimension au sens propre, c'est-à-dire l'importance, car il faut « faire honneur », mais il va en accroître l'intérêt, le sens. L'époque des repas de 12 heures avec 20 plats est en partie révolue, mais les repas d'affaires sont encore de mode : sans repas, pas d'affaires ! Les repas de travail dans les entreprises prennent une place grandissante au risque d'empiéter dans le domaine réservé et privé qu'est le mode alimentaire. Quoi qu'il en soit, la convivialité incite, stimule, encourage à manger... parfois trop!

À l'inverse, la solitude est un facteur de désintérêt alimentaire : une personne seule depuis peu ne se fait plus à manger. Pour redonner goût à une personne âgée, on propose de plus en plus des repas communautaires tant dans les quartiers que dans les établissements. De plus en plus de personnes, volontairement ou non, mangent seules, le midi, parfois le soir. Horaires, lieu de travail, éclatement des familles obligent. C'est la déstructuration des repas, conséquence de la déstructuration des familles, des modes de vie et des lieux de vie. Le petit-déjeuner devient le principal repas pris en famille!

Réunir : l'échange

« Avant de regarder ce que tu manges, regarde avec qui tu manges. » PROVERBE.

Le repas est un lien, un moment d'échange : il le permet. En ce sens, il a une fonction sociale et familiale primordiale. Il est

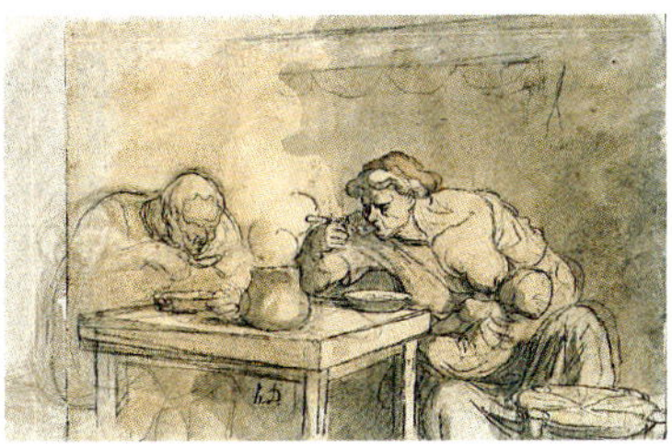

La Soupe,
Honoré Daumier, XIXe siècle. Paris, musée du Louvre.

LE PARTAGE DANS LA TRADITION

« Quand on partage sa nourriture,
elle ne manque jamais. »
Proverbe haïtien.

« Il faut partager équitablement
le peu qu'on gagne, fût-ce la moitié
d'une sauterelle ou d'un petit oiseau. »
Proverbe malgache.

« S'il y a du bouillon, on le boit
ensemble; s'il y a des morceaux
de viande, on les mâche ensemble. »
Proverbe malgache.

« Ne jetez pas votre cœur à la poubelle,
il peut encore servir. »
Les compagnons d'Emmaüs.

« Ce n'est qu'une demi-mesure de miel,
mais le cœur supplée à ce qui manque. »
Proverbe malgache.

« Si le monde a un pain, la moitié
appartient aux frères. »
Saint François d'Assise.

« Une maigre nourriture, c'est la vie
des pauvres, les en priver c'est commettre
un meurtre. »
L'Ecclésiaste, 34-21.

« Mon Dieu, donnez du pain à ceux
qui ont faim, et donnez faim à ceux
qui ont du pain. »
Abbé Pierre.

ciment familial et moyen de cet échange. Voilà pourquoi la déstructuration des repas pris en solitaire est un phénomène nocif pour le dialogue familial, si l'on ne se voit plus, on ne se parle plus, on ne se comprend plus. Mais que le repas ne soit pas un moment pour régler des comptes, ou redresser des torts ! Lorsque le repas disparaît, c'est signe et cause de dissension familiale. Ce rôle de rencontre va au-delà de l'échange, il est reconnaissance, car au cours du repas, nous nous livrons tant par nos propos que par notre comportement alimentaire ; ne dit-on pas : « Je le connais, j'ai mangé avec lui. » C'est un peu de notre intimité qui est révélée dans l'alimentation qui, avec la religion, la politique, la sexualité est un des domaines privés de notre existence. *« Manger c'est parler aux autres. »* BRILLAT-SAVARIN. Mais comment révéler notre personnalité dans un choix alimentaire standard et monotone comme le fast-food aseptisé. Le repas le moins humain que l'on puisse faire est celui que l'on subit maintenant dans certaines chaînes d'hôtellerie, où l'on vous fait manger devant un miroir, devant vous-même, comble de l'anti-dialogue, de même que ces repas du soir où l'invité est le présentateur des infos.

Réunir : le partage

« La saveur du pain partagé n'a point d'égale. »

ANTOINE DE SAINT-EXUPÉRY.

« L'aliment partagé est un des trois biens sociaux fondamentaux. »

J. TRÉMOLIÈRES.

« Partage ton pain avec celui qui a faim... ; si tu donnes de bon cœur à celui qui a faim, ta lumière se lèvera dans les ténèbres et ton obscurité sera comme la lumière de midi. » ISAÏE, 58-7-10.

Toutes les traditions ont chanté les louanges du partage. Il est plus que politesse, il est charité au sens de bonté. À la table familiale c'est aussi un apprentissage éducatif : ne pas se servir en premier, en laisser pour les autres, ne pas jeter ou gâcher la nourriture. Ceci est d'autant plus facile à comprendre que l'on connaît la valeur de l'aliment et du repas parce qu'on l'a produit ou confectionné en partie, ou qu'on l'a vu faire. Un aliment bon, vrai, sera respecté : dans une école, on a vu le gâchis de pain disparaître lorsque l'on a servi du bon pain complet aux enfants. En France, on jette aux ordures chaque année 400 000 tonnes de pain, c'est-à-dire l'équivalent de la moitié de la production annuelle de blé d'un pays comme la Tunisie.

Manger est plus qu'un acte vital, vitalisant et source de vie : c'est la vie autant que respirer, dormir. Il fait partie de la vie, plus que s'habiller ou habiter, car il est dans la vie, pas à côté de la vie, il lui est intimement lié. C'est pourquoi la nutrition est à la fois une science exacte et une science humaine, et le nutritionniste doit être scientifique et humaniste comme le fut le professeur Jean Trémolières, souvent cité dans ce chapitre. Manger a donc trois fonctions et, comme un tabouret à trois pieds, un trépied, chacune de ces fonctions, nourrir, réjouir, réunir, doit être présente, ni plus grande, ni plus petite que les autres. Lorsque ce n'est pas le cas, des problèmes alimentaires graves surviennent : surcharge, boulimie, anorexie... Plus encore, ces trois fonctions sont indissociables car elles sont inscrites ainsi dans la nature humaine. Tenter de les isoler conduit à déstabiliser voire à détruire un équilibre. De même que la sexualité est liée à la fécondité et à l'amour. Comprendre cette trilogie pour la nutrition, c'est apprendre à se connaître et à mieux respecter son corps.

Scène de cuisine, *d'après Joachim Wtewael, XVIe-XVIIe siècle. Paris, musée du Louvre.*

L'ALIMENTATION : UNE ACTIVITÉ HUMAINE

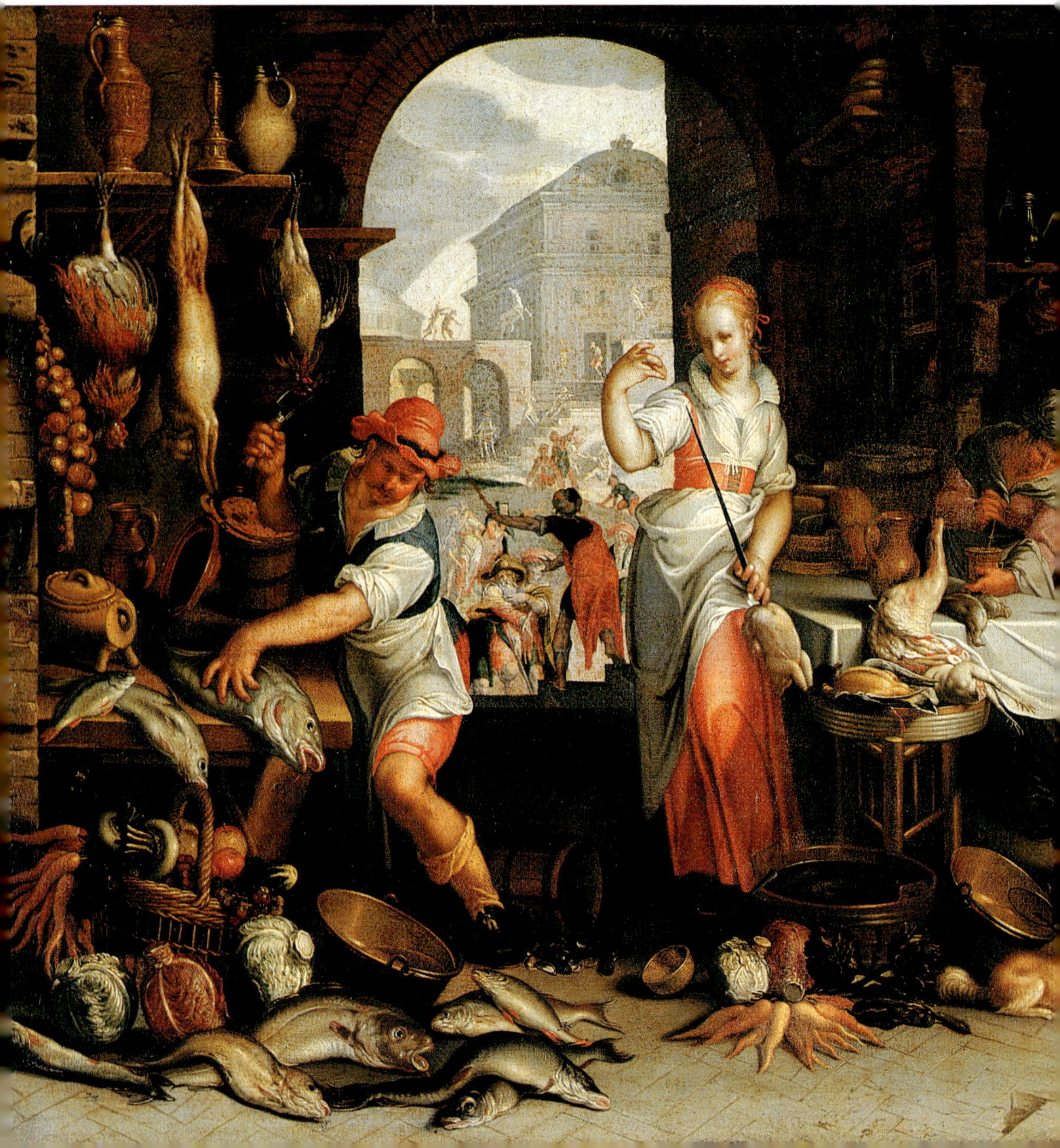

DURANT NOTRE VIE, NOUS CONSOMMONS 150 TONNES DE NOURRITURE, OU ENCORE... : « AU COURS DE SON EXISTENCE, L'HOMME MANGE DE 75 000 À 100 000 FOIS ET CONSACRE À CET EXERCICE DE 13 À 17 ANNÉES DE SA VIE. LE BOIRE ET LE MANGER MÉRITENT QUE L'ON S'Y INTÉRESSE. » LÉO MOULIN.

CE TEMPS PASSÉ À TABLE se réduit cependant et il est passé de deux heures trente par jour, en 1965, à une heure vingt aujourd'hui. De même le temps consacré à la préparation des repas est passé de trois à quatre heures, en 1930, à vingt à vingt-cinq minutes aujourd'hui. Le repas représente cependant une préoccupation majeure de notre quotidien avec tout l'attrait hédonique et relationnel qui lui est attaché. Quant aux activités humaines et économiques qui découlent de l'alimentation, elles sont énormes si l'on considère la chaîne alimentaire du champ à l'assiette : agriculture, transformation agro-industrielle, distribution, restauration...

Le secteur agro-alimentaire représente en France environ 700 milliards de francs, près de 400 000 salariés. L'agriculture représente le premier poste excédentaire de la balance commerciale française. L'alimentation est un fait qui inclut un très grand nombre d'activités dans le domaine économique, social, politique : on parlera de politique alimentaire, de stratégie ou d'arme alimentaire, de banque alimentaire, de crise alimentaire. *« Depuis que l'homme existe, le premier de ses soucis a été de s'assurer le vivre et le couvert, et la faim a été le moteur de la marche en avant de l'humanité. »* MAGUELONNE TOUSSAINT-SAMAT.

Nos habitudes alimentaires

(Consommation réelle à domicile – INSEE)

Kg/an	1965	1979	1995
Pain	84,3	51,3	40
Pâtes	7,6	5,5	6
Riz	2,4	3,6	3 (1989)
Pommes de terre	95,2	56,2	31
Légumes frais	72,1	65,4	54
Légumes secs	2,4	1,5	0,8 (1989)
Fruits frais	36,9	39,3	33,5
Œufs	169	179	130
Poissons	6,6	6,8	7,2
Lait frais	85,6	73,8	65
Beurre	8,8	8	5
Huiles	11,8	10,3	7,5
Fromages	10,4	14,4	16,1
Vin	90,6	54,9	25
Bière	20,8	16,6	10,5
Boissons non alc.	-	65,6	115
Produits carnés	41,5	50,9	42,3 (1989)

Nos habitudes alimentaires ont sensiblement évolué au cours des trente dernières années. Trois dates permettent de suivre cet aspect souvent significatif de l'histoire récente.

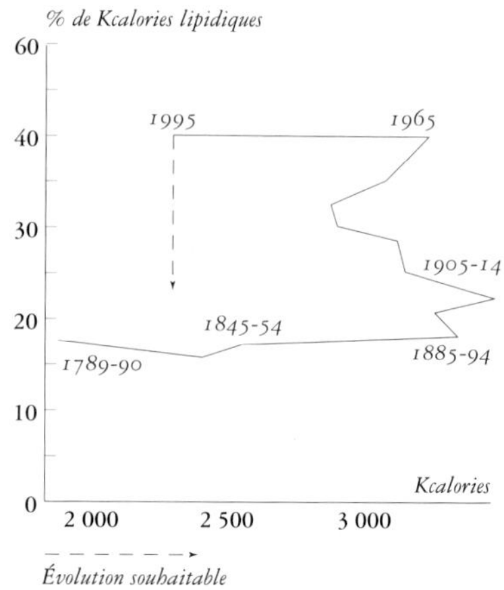

L'évolution de la part des lipides dans l'alimentation en France.

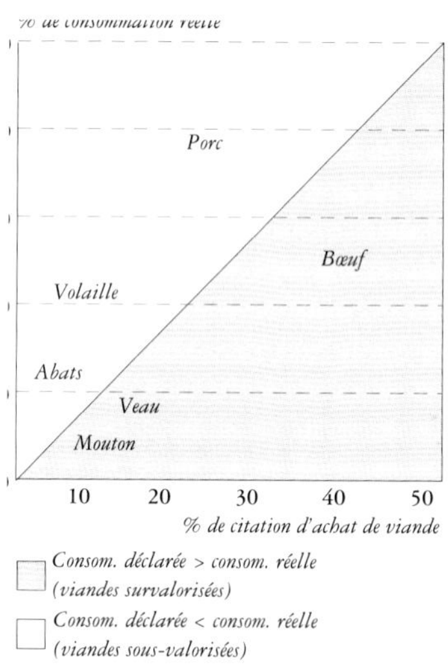

Les aliments survalorisés ont une consommation déclarée supérieure à la consommation réelle. Les aliments sous-valorisés ont une consommation déclarée inférieure à la consommation réelle. Ceci traduit la valeur symbolique et sociologique des viandes.

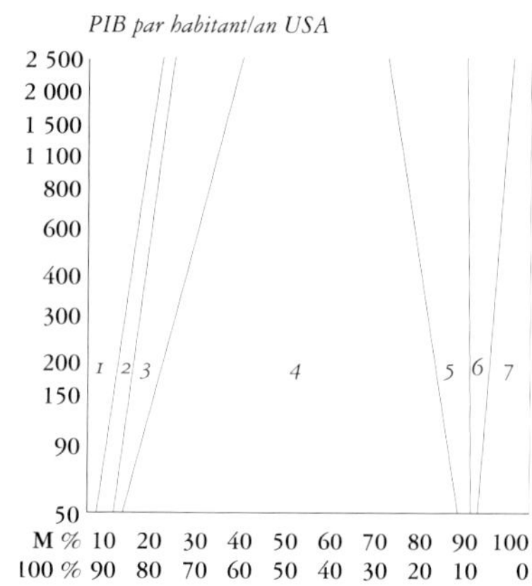

Diagramme de Périssé.
L'évolution de la consommation des populations se fait toujours dans le même sens, en fonction de l'augmentation des revenus appréciés par le PIB (Produit Intérieur Brut).

1 – Les lipides visibles
2 – Les lipides végétaux cachés
3 – Les lipides animaux cachés
4 – Les glucides complexes (amidon)
5 – Le sucre (saccharose)
6 – Les protéines animales
7 – Les protéines végétales

L'alimentation concerne la société dans son ensemble, tandis que la nutrition concerne l'individu et ses besoins. Il n'y a pas d'« alimentationnistes », seulement des nutritionnistes. Chacun de nous est un peu expert en alimentation de son petit coin alimentaire.

Nos habitudes alimentaires

L'alimentation est sans doute ce qui définit le mieux un groupe social : si l'on vous dit « Il mange de la saucisse, de la choucroute, boit de la bière », vous pensez qu'il s'agit d'un Allemand ou d'un Alsacien. Si l'on vous dit « Il mange du riz, du poisson, et boit du saké », vous devinez qu'il est Japonais; si l'on vous dit « Il achète une baguette et du camembert et consomme du vin », pensez-vous à vous-même, Français?

Nos habitudes ont beaucoup évolué depuis... En réalité, elles ont toujours évolué, et ne sont jamais restées stables. D'un côté, il existe une véritable révolution alimentaire depuis un ou deux siècles, avec une accélération depuis quarante ans, d'un autre côté les tendances géographiques et culturelles, les racines traditionnelles et régionales persistent avec la résurgence de la notion de terroir. Nous avons toujours besoin de repères, de nos habitudes, pour être rassurés.

Une évolution géographique et historique

Plus que d'évolution, on pourrait parler de révolution si l'on considère par exemple la consommation (consommation apparente, c'est-à-dire la quantité mise sur le marché) de viande qui est passée de 19 kg par an et par personne, en 1786, à 30 kg en 1900, puis à 110 kg en 1980 (puis avec une baisse à 104 kg). Sa consommation a donc été multipliée par plus de trois depuis le début du siècle (statistiques du ministère de l'Agriculture). La France reste le plus consommateur de viande de l'Union européenne et le quatrième mondial.

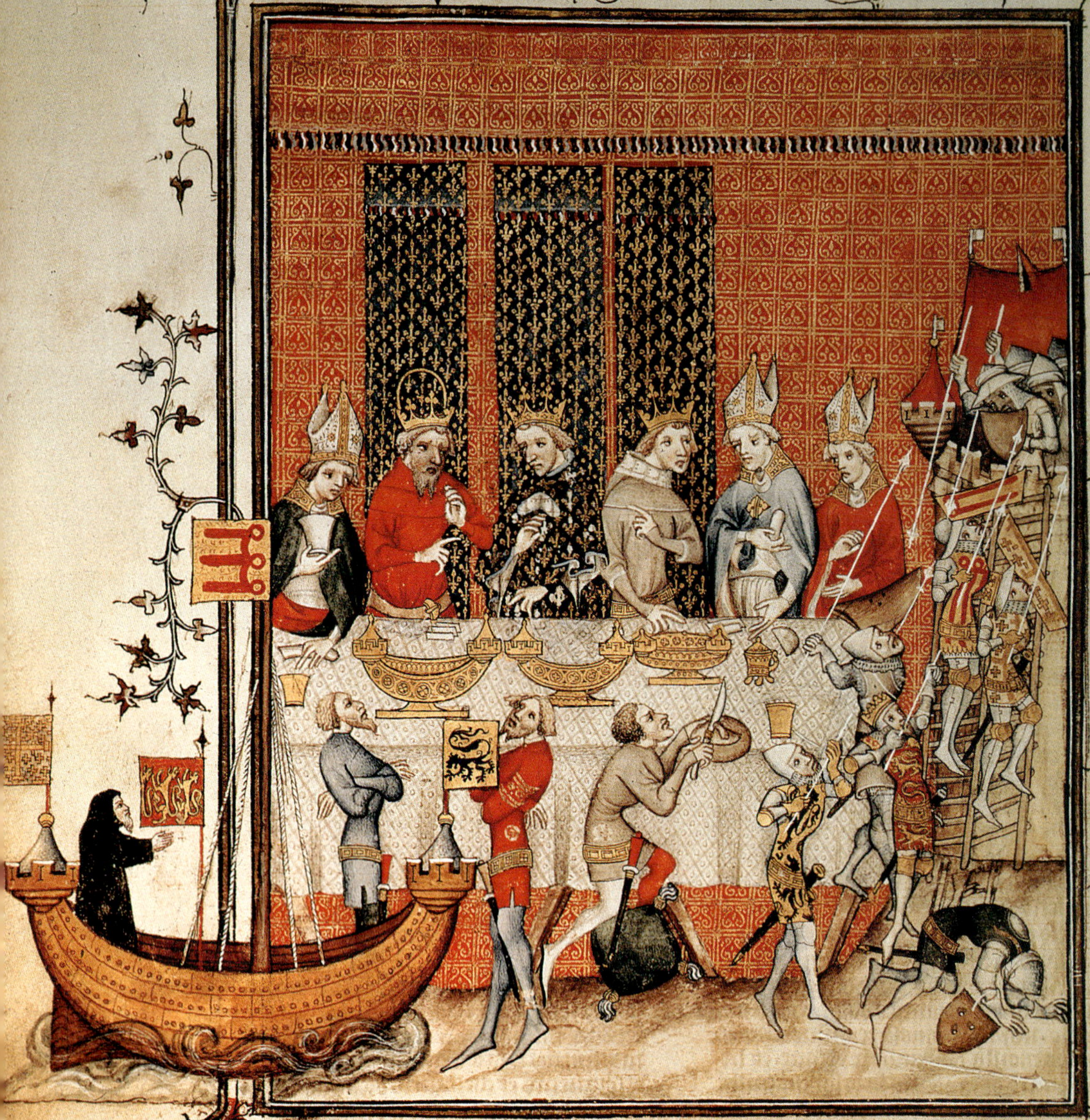

Premierement sist l'arcevesq de Reins. Apres seoit l'empereur. Apres seoit le Roy ainsi come ou milieu du front de la sale. Apres le Roy de France seoit le roy des romains. Et avoit autant de distance du Roy au Roy des romains comme du Roy a l'empereur. Et avoient l'empereur le Roy et le Roy des romains chascun separement un ciel de drap d'or bordé de veluau aus armes de France. et par dessus ceulx

Grandes Chroniques de France,
festin offert en 1377 par Charles V
à l'empereur Charles IV de Luxembourg et à son fils…,
vers 1375-1379. Bibliothèque nationale.

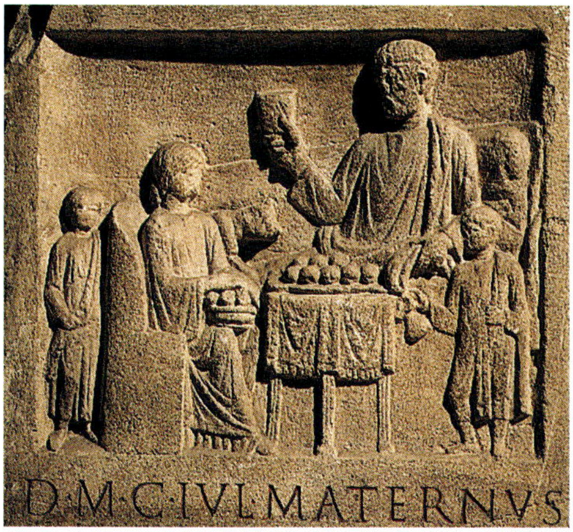

Art romain, repas, IIIe siècle.
Rome, museo della Civilta romana.

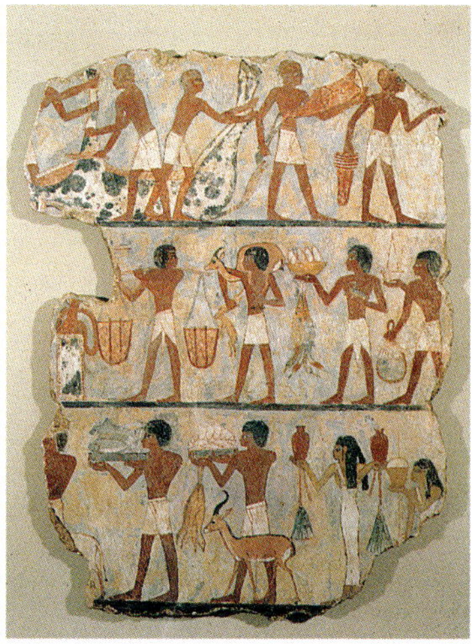

Scènes de boucherie
et porteurs d'offrandes,
vers 1375 avant J.-C.
Paris, musée du Louvre.

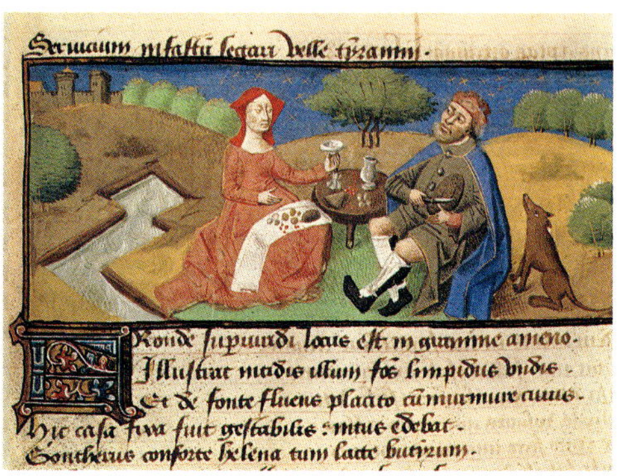

Repas dans la campagne, XVe *siècle. Lisbonne,*
Arquivo nacional da Torre do Tombo.

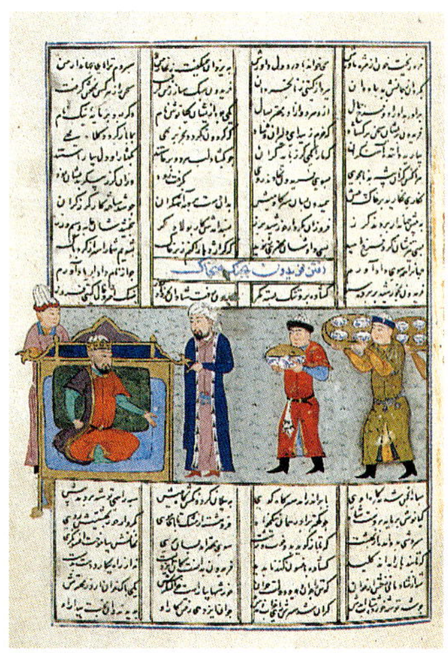

Shâh-Nameh, le livre des rois :
préparatifs d'un festin ordonné
par Feridun avant
son départ pour la guerre,
début XVIe *siècle. Saint-Pétersbourg,*
Institut d'études orientales.

PLANCHE V : *archéologie des pratiques de bouche*

La consommation de fromage a été multipliée par 2,5 depuis 35 ans. Celle de sucre a connu une augmentation considérable passant de 1 kg en 1789, 2 kg en 1800, 16,6 kg en 1900, stable aux alentours de 33 à 36 kg par an et par personne depuis plus de 40 ans. Cette consommation s'est totalement modifiée sur le plan de la nature des sucres, puisque le sucre visible ou direct n'en représente plus que le tiers. En 30 ans (1960-1990), la consommation de pâtisseries, biscuiteries, a été multipliée par 3, celle de laitages sucrés et desserts lactés sucrés a été multipliée par 30, celle de sirop par 7, de boissons sucrées par 5, de crèmes glacées par 7, de chocolats, confiseries, confitures par 1,7.

À l'inverse, la consommation (apparente) de pommes de terre est passée de 178 kg par an et par personne en 1925 à moins de 74 kg depuis 10 ans. La consommation de pain s'est également effondrée, passant de 1 kg par jour en 1840, à 800 g en 1900, puis à moins de 130 g par jour aujourd'hui. Certains sont même largement en dessous de 100 g par jour. Celle de légumineuses a quasiment disparu, passant de 7,3 kg par an et par personne en 1920-1925, à moins de 1 kg aujourd'hui, soit 3 g de haricots par jour ! On peut les compter ! Est-ce la fin des haricots ?

La plupart des grands changements récents ont eu lieu entre 1945 et 1980. Depuis 15 ans, les grandes tendances sur les aliments de base (pain, viande...) sont relativement stabilisées.

Si l'on prend du recul sur l'évolution universelle des habitudes alimentaires, on observe plusieurs phases : dans un premier temps (en France jusqu'en 1880-85), les apports énergétiques augmentent grâce à l'accroissement des aliments « pauvres » riches en amidon (céréales, pain, pommes de terre, légumineuses), jusqu'à un seuil de 3 000 kcal par jour environ. Le pourcentage de lipides reste stable pendant ce temps, entre 15 et 20 % des apports énergétiques. Lorsque ce niveau de subsistance (2 500 à 3 000 kcal par jour) est assuré, l'évolution se fait vers une diversification et un enrichissement de l'alimentation avec une augmentation de la part des lipides et une réduction inverse de celle des glucides ; de même, les aliments d'origine animale prennent la place des aliments d'origine végétale. En France, le pourcentage de lipides s'est ainsi accru jusqu'en 1965, sans augmentation des apports énergétiques. Depuis, les apports diminuent car la dépense physique diminue (par exemple à la fin du siècle dernier, un ouvrier travaillait 4000 à 4300 heures par an, tandis qu'aujourd'hui la durée légale du travail n'est plus que de 1 880 heures/an), mais le pourcentage de lipides reste constant (40 %) et les apports restent un peu plus élevés que les dépenses. Outre le mode de vie, c'est l'augmentation du pouvoir d'achat qui conditionne ces changements. Les expressions ont également changé en accompagnant ces évolutions : de *« gagner son pain à la sueur de son front »* GENÈSE 3, 19, n'est-on pas passé à celle plus agressive de « défendre son beefsteack ». Cette évolution se fait toujours dans le même sens avec un groupe leader, aisé et citadin, qui initie les changements.

Une signature sociologique et culturelle

« Savoir manger, témoin d'un art de vivre, ne peut venir que de modèles socio-économiques, réalisant toutes les dimensions culturelles, sociales, émotionnelles, éthiques et rationnelles de l'alimentation. » J. TRÉMOLIÈRES.

Plusieurs faits caractérisent l'évolution de nos habitudes en France : incontestablement le premier est l'abondance des aliments offerts, tant en disponibilité quantitative qu'en variété. De sorte que nous sommes passés d'une époque où l'enfant rentrant chez lui pouvait demander à sa mère : « Dis, Maman, est-ce qu'on mange ? » à une époque où l'enfant rentrant le soir peut se permettre de lui lancer « Maman, qu'est-ce qu'on mange ? ». Ce changement lié à la disparition des disettes est à mettre au crédit de l'agro-alimentaire mais il est à l'origine d'une modification considérable d'attitude et d'un désarroi face à l'immensité du choix offert. Parmi les autres faits concernant l'offre, plus de 70 % des aliments que nous consommons sont issus d'une transformation industrielle, contre 10 à 20 % dans les pays en voie de développement (ou il y a un siècle en France) et contre plus de

90 % aux USA. Paradoxalement l'autoconsommation issue des jardins potagers, poulaillers et autres clapiers familiaux ne s'est jamais si bien portée, représentant 30 % de la consommation de légumes et de pommes de terre, 15 % de celle de fruits, 70 % de celle de lapin, 40 % de celle de canard et 20 % de celle de poulet.

Si le temps consacré à la préparation des repas a diminué, celui passé aux achats a augmenté. Ceux-ci ont lieu pour plus de 56,5 % en grande surface. S'ils sont source d'apparentes économies pour le consommateur, ils sont aussi facteur de surconsommation, soit par la mise à disposition de grandes quantités d'aliments variés, soit par achat de conditionnements importants, car en termes de consommation on n'achète que ce que l'on voit, on ne mange que ce que l'on a (stocké). L'épicerie de quartier n'obligeait-elle pas à préméditer son repas !

Le dernier fait qui caractérise notre mode alimentaire est l'irruption croissante de la prise de repas hors foyer qui représentent plus de 5 000 millions de repas en France, par an, soit 20 % de l'ensemble de nos repas du midi et du soir. Parmi ceux-là

Conseil

Retrouver des repères

Pour aimer l'aliment, il faut le connaître. Pour cela il faut l'apprivoiser comme un sujet à découvrir. L'alimentation moderne est pleine de qualités en termes de disponibilité, de sécurité, de conformité. Par contre, elle nous a coupés des racines alimentaires en supprimant le lien avec l'aliment, le contact avec lui. Chacun connaît l'exemple de cet enfant à qui l'on demande de dessiner un poisson et qui dessine un carré ! C'est la perte des repères. On achète des boîtes, des emballages, des marques. Il est important de redécouvrir ce savoir par des moyens simples : faire son marché plutôt que « faire le plein » ; respecter les saisons des fruits et des légumes ; préparer, voire fabriquer soi-même, certains aliments : découper la viande, vider le poisson, éplucher les légumes, faire son pain de temps en temps ; cuisiner et apprendre à cuisiner même simplement ; cultiver, même un petit carré de radis, de salades et de tomates sur son balcon ! Ce contact physique, manuel, voire charnel, avec les aliments donne le sens des réalités, aide à mieux aimer les aliments, les découvrir, les respecter ; c'est un facteur de variété alimentaire.

Appauvrissement de la diversité alimentaire

Malgré une sécurité alimentaire accrue et une alimentation de plus en plus abondante et variée, la diversité alimentaire végétale réelle se restreint. L'alimentation humaine provient à 95 % de trente plantes sur un total de 300 000 espèces végétales supérieures répertoriées. Huit représentent les 3/4 de l'apport énergétique végétal. Trois (blé, riz, maïs) représentent 75 % de la consommation mondiale céréalière. Or dans l'Antiquité on cultivait au moins 500 espèces végétales supérieures (1 500 au néolithique). Aujourd'hui, 80 espèces sont cultivées par les maraîchers, 200 sont cultivées par les particuliers, 20 pour la culture intensive. Cet appauvrissement de notre diversité alimentaire s'accompagne d'une perte du patrimoine génétique mondial. Par exemple, en Grèce, il y a cinquante ans, 80 % du blé cultivé l'était à partir de cultures rustiques ; aujourd'hui plus de 95 % des espèces traditionnelles de blé ont disparu. Certaines étaient pourtant bien adaptées au climat et au sol, et résistantes. Le potager familial est sans aucun doute un élément de protection du patrimoine de l'humanité !

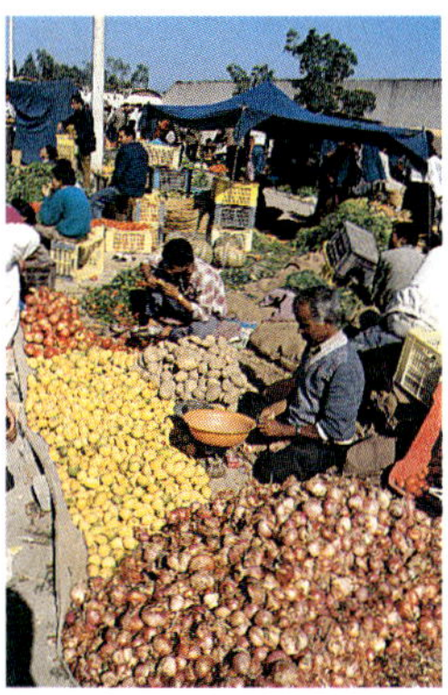

Nos aliments viennent du Sud

Presque tous les produits alimentaires cultivés dans l'hémisphère nord proviennent, dans l'histoire millénaire des plantes, du Sud. Sur 1 000 espèces cultivées en Amérique du Nord, seules trois sont natives de cette région : artichaut, airelle, tournesol. Si l'on sait que la pomme de terre et la tomate viennent des Andes, sait-on que le blé vient d'Éthiopie ou d'Asie mineure, le maïs du Mexique et d'Asie centrale, le riz provient d'Afrique et d'Asie du Sud-Est, les fraises du Chili méridional, l'épinard d'Asie centrale ? Les pêches sont originaires de Chine, l'orge d'Asie mineure ou d'Éthiopie, les oignons d'Asie mineure ou centrale ou d'Éthiopie ; le citron est né en Inde et en Birmanie, le melon en Asie mineure et centrale, l'aubergine en Inde, en Chine et en Birmanie, les asperges sur le sud méditerranéen. La datte est issue de Mésopotamie, la mangue a d'abord été cultivée en Inde. Ces régions sont répertoriées dans les douze régions dites de Vavilov. Il n'est pas anodin d'observer que le berceau de l'Homme fut aussi le berceau de la plupart des plantes.

les fast-foods dont on décrit, à juste titre, la monotonie culinaire, ne représentent cependant que 1,2 %. Les repas à domicile représentent encore 80 % de l'ensemble de nos repas. Bien que notre alimentation soit plus abondante, plus sûre, plus sophistiquée, et bien que nous y consacrions de plus en plus d'argent en valeur absolue, la part de l'alimentation dans notre budget diminue considérablement en valeur relative passant de 60 % en 1890, 50 % en 1950, 35 % en 1960, 30 % en 1969, 20 % en 1989 et elle sera de 16,5 % en l'an 2000. Aujourd'hui dans les pays en voie de développement, cela peut encore représenter plus de 50 % du revenu, voire 70 à 80 %. Ainsi le niveau socio-économique et la catégorie socioprofessionnelle sont les principaux déterminants de ce facteur.

Cette dimension confère à l'alimentation une place et une fonction sociale. Lorsque les revenus sont plus élevés, on peut se permettre de consacrer plus à des aliments plus chers (même si la part dans le budget est plus faible). Ceux-ci deviennent plus « chics ». Ils acquièrent une plus haute place dans la hiérarchie sociale des aliments et seront convoités par les catégories socio-professionnelles immédiatement inférieures. On touche ici à une partie de la symbolique des aliments, traduisant l'image de cet aliment dans notre inconscient. *« L'homme est probablement consommateur de symboles autant que de nutriments. »* J. TRÉMOLIÈRES et J. CLAUDIAN. Cette hiérarchie est cyclique : c'est ainsi que la poule a perdu son statut de poule au pot du dimanche, le poulet a gagné les classes sociales moins aisées, y compris en semaine, et a sombré dans le discrédit accru par des qualités organoleptiques défaillantes. Ce n'est que depuis peu que la volaille « labellisée » reprend du poil (de la plume) de la bête. Il en est de même, dans le sens inverse, pour les légumes oubliés qui conquièrent à nouveau les tables raffinées (topinambour, panais, potiron, crosne, brocolis, pourpier, radis noir, rutabaga...), de même que l'alimentation végétarienne retrouve des adeptes dans les milieux aisés intellectuels. Le riz reste prisé dans les classes sociales supérieures, et sera sans doute déclassé lorsqu'il sera redécouvert par les classes moins aisées ; la dinde a changé de statut de viande festive pour devenir plat ordinaire. Parfois c'est la baisse de qualité qui conduit à ce qu'un produit soit délaissé (le pain par exemple), et il n'est réhabilité qu'avec une restauration de la qualité ou avec l'irruption, par exemple, de pains spéciaux. Ce modèle alimentaire avec hiérarchie sociale des aliments est largement soutenu par la télévision et la publicité : ainsi le symbole de la réussite est depuis « Dallas » d'avoir chez soi un bar et de se servir un whisky tous les soirs. Le Perrier qui l'accompagne profite de cette image !

Un constat actuel

Sur le plan nutritionnel avec 38 à 42 % de lipides dans la ration énergétique, 40 à 45 % de glucides et 15 à 17 % de protéines, le déséquilibre s'est installé en France, malgré une réduction des apports énergétiques. Les 3/4 des protéines et des lipides que nous consommons sont d'origine animale. Enfin la consommation d'alcool, bien qu'en réduction constante depuis 40 ans, reste une

NOURRIR UN NOURRISSON, ÇA COÛTE COMBIEN ?

Nourrir un nourrisson, cela peut être gratuit ou presque lorsqu'il suffit de nourrir la mère pour qu'elle ait du lait ou cela peut coûter cher lorsque le lait artificiel représente une part importante du revenu. Le coût de l'alimentation au biberon d'un enfant de 2 mois peut représenter jusqu'à 73 % du salaire d'un balayeur d'hôpital en Birmanie, ou 63 % au Sri Lanka, 51 % du salaire d'un commis dans un ministère en Indonésie et seulement 4 % du salaire d'une infirmière débutante en Suède. Pour pallier ce coût dramatique lorsque l'allaitement a été interrompu, les femmes sont amenées à diluer les doses considérablement — ce qui conduit à une sous-nutrition —, et à réutiliser les fonds de biberons gardés à température ambiante ce qui en fait de véritables bouillons de culture, conduisant à des infections. Le biberon serait ainsi responsable d'environ 10 millions d'enfants atteints de marasme et de diarrhée à cause d'un allaitement artificiel inadéquat.

des plus élevées du monde, mais le vin d'appellation contrôlée a remplacé le gros rouge, qui trinque! La consommation de sel est également trop élevée avec 8 à 12 g par jour. Nous avons supprimé ou réduit le sucre en morceaux, et le beurre sur le pain, mais les hamburgers, frites, glaces et autres délices enrobés, expliquent la part croissante des graisses et des sucres cachés.

Cependant la situation alimentaire française est très contrastée : le régionalisme persiste très fortement en France avec de nombreux plats locaux, avec un très net gradient Nord-Sud pour la viande (bœuf-porc dans le Nord, volailles dans le Sud), pour les fruits, légumes crus, ail, oignons (davantage dans le Sud), pour les corps gras (beurre, margarine dans le Nord, huile dans le Sud). Cependant nos frontières alimentaires ne sont pas fermées : le couscous devient un plat favori dans le Nord, la pizza est devenu un plat quotidien français, 30 % des non Italiens de l'Est ont adopté l'alimentation italienne, de même que le hamburger n'est plus américain! Outre l'internationalisation de nos habitudes, la déstructuration des repas nous guette, à l'instar des Américains chez qui l'on dénombre vingt prises alimentaires par jour et chez qui il ne reste plus que deux à trois repas par semaine. Un grignotage permanent apparaît chez beaucoup, facilité par l'omniprésence des aliments avec un nouveau vocabulaire : on picore, on pignoche (ou on pluque, comme le disait le patois du

La diversité des goûts et des habitudes

« Tous les hommes se ressemblent, ils sont faits de chair et d'os, seul ce qu'ils mangent les différencie. »
Gertrude-Louise Chenay, People.

« Les gens, dans toutes les sociétés, estiment que leurs préférences alimentaires sont justifiées — quelquefois même en se réclamant de démarches scientifiques —, et que tout ce qui s'en écarte n'est que perversité et abomination. Classés par taille, les animaux que les êtres humains apprécient gastronomiquement vont de l'asticot ou de la termite à la baleine. »
Peter Farb.

Il y a donc une infinité de goûts et aucun ne mérite un rejet intolérant tant la diversité des goûts et des habitudes est grande. Il existe par exemple dans le monde quarante-deux aires culturelles où l'on consomme du rat, quarante-six où l'on consomme de la tortue… Pourquoi décréter que la cervelle, les tripes, les pieds de porc, les cuisses de grenouille, les escargots, les huîtres, sont comestibles, plus que le chien, les cochons d'Inde ou les sauterelles ? Découvrir de nouveaux aliments, c'est plus que de la curiosité, c'est une ouverture culturelle, une acceptation de la différence, c'est un voyage vers l'autre. Soyons des aventuriers du goût ! Plus proche de nous, apprendre à l'enfant à goûter avant de juger est important. Tout nouvel aliment accepté sera marqué d'une croix dans le développement et la croissance de l'enfant qui grandit, plus que sa première dent. Lui apprendre à dire « je n'aime pas » (« pas encore »), plutôt que « ce n'est pas bon » est aussi un objectif dans l'éducation alimentaire.

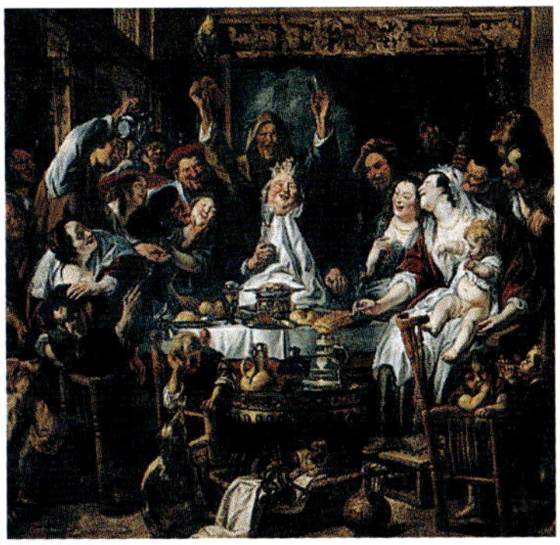

Le Roi boit,
Jacob Jordaens,
XVIe-XVIIe siècle.
Tournai, musée des Beaux-Arts.

QUI MANGE TROP ?

Certains documents nous indiquent qu'en 1397, des moines à Berlin pouvaient manger trois à quatre livres de viande par jour. Au Moyen Âge, ils pouvaient manger jusqu'à 1 500 à 2 000 g de pain par jour, il faut cependant se rappeler que les dépenses physiques et la lutte contre le froid avaient une autre importance. Voici le menu servi à l'Élysée il y a cent ans, le 5 octobre 1896, en l'honneur du tsar Nicolas II et de l'impératrice Alexandra pour célébrer l'alliance Franco-Russe.

- « Huîtres de Marennes
- Consommé aux nids de salanganes
- Carpes de la Creuse glacées sauce française
- Selles de faon aux graines de pin
- Suprêmes de poulardes aux truffes du Périgord
- Terrine de homard toulousaine
- Barquettes d'ortolans des Landes
- Oranges de Nice gratinées
- Citrons de Provence glacés
- Faisans flanqués de perdreaux sur croustades
- Truffes au Champagne
- Foie gras à la parisienne
- Salade Francillon
- Aubergines farcies à la fermière
- Cœurs d'artichauts à la créole
- Abricots et reines-claudes de Montmorency
- Glaces aux avelines
- Gaufres Condé
- Desserts »

Nord). Dans ce contexte ce sont les mous, gras, salés sucrés, qui nous agressent (brioche, baba, glace et autre Mac...) avec la recherche de la facilité alimentaire et d'une stimulation gustative toujours plus puissante. C'est la cacophonie alimentaire (toujours plus, n'importe où, n'importe comment, n'importe quoi, n'importe quand !). Il faut espérer que cette « débauche » alimentaire connaisse des jours sans lendemain : peut-on faire confiance au raffinement français et à la culture culinaire française ?

Nos amis, les aliments

« Il faut connaître les propriétés des aliments, leurs vertus naturelles et celles qu'ils acquièrent par les altérations que l'industrie des hommes y apporte... C'est l'harmonie du tout qui constitue la bonne santé ! » HIPPOCRATE.

Nous ne mangeons pas des calories, mais nous absorbons des nutriments qui fournissent des calories, nous n'ingérons pas non plus des nutriments mais bien des aliments qui sont ensuite absorbés sous forme de nutriments dans l'intestin grêle.

ANIMAL D'ÉLEVAGE OU ANIMAL SAUVAGE

La composition lipidique d'un animal dépend en très grande partie de son alimentation, mais aussi de son activité. Ainsi pour le bétail, les bovins d'élevage contiennent beaucoup plus de lipides que les mêmes animaux sauvages. La nature des lipides change aussi, puisque les lipides du « vrai » gibier sauvage comportent beaucoup d'acide alpha-linolénique, plus que les mêmes animaux d'élevage. En ce qui concerne le poisson, il en est de même. Les poissons d'élevage contiennent beaucoup plus de graisses que les poissons sauvages, et la nature de leurs lipides change puisque le rapport oméga 6 sur oméga 3 augmente beaucoup. Tous ces changements sont a priori défavorables. Des sélections génétiques et surtout des adaptations de la nourriture animale ainsi que de leur mode d'élevage peuvent améliorer sensiblement ces faits.

« *Un aliment est une denrée qui doit être à la fois nourrissante, appétente, et coutumière.* » J. TRÉMOLIÈRES. Cette définition reprend bien les trois fonctions de l'acte de manger, nourrir, réjouir, réunir.

Il n'y a pas d'aliments qui ne contiennent qu'un seul type de nutriment, excepté peut-être le sucre blanc totalement raffiné qui ne contient plus que du saccharose. Dans le cas contraire, on pourrait imaginer composer son assiette avec un mélange savamment dosé de lipides, glucides, protides, etc. C'est ce qui est fait lors de la nutrition artificielle entérale (par voie digestive) ou parentérale (par voie veineuse). Bien que cette alimentation soit très étudiée et sophistiquée, pensez-vous qu'elle s'adresse à une

DES ALIMENTS DANS L'HISTOIRE

En 1615, à la suite de son mariage avec Louis XIII, Anne d'Autriche, fille de Philippe II d'Espagne fit partager son goût immodéré pour le chocolat aux personnages de la Cour et l'introduisit en France. C'est en 1702 que Louis XIV goûtait le premier ananas obtenu dans son royaume, mais c'est à François 1er que l'on doit le meilleur des raisins de table, le Chasselas doré de Fontainebleau, issu des plants de vigne du Kurdistan que Soliman le magnifique, son allié turc, lui avait envoyé. C'est à Neuilly que Louis XVI fait céder 57 arpents de terre à Parmentier pour qu'il puisse cultiver expérimentalement la pomme de terre dans un potager gardé par des soldats. En 1869, Napoléon III lance un concours pour obtenir une graisse alimentaire bon marché. En effet, il y avait pénurie de matières grasses, le beurre était rare et cher, et il souhaitait nourrir son armée afin d'éliminer son rival allemand, Bismark, pour que la France puisse jouer un rôle dominant sur le plan mondial. C'est le Français Mege-Mouries qui met au point la première oléo-margarine. En 1870, la guerre entre la Prusse et la France commence. Paris est assiégé et malgré l'ouverture d'une fabrique de margarine, la France connaîtra une grande défaite !

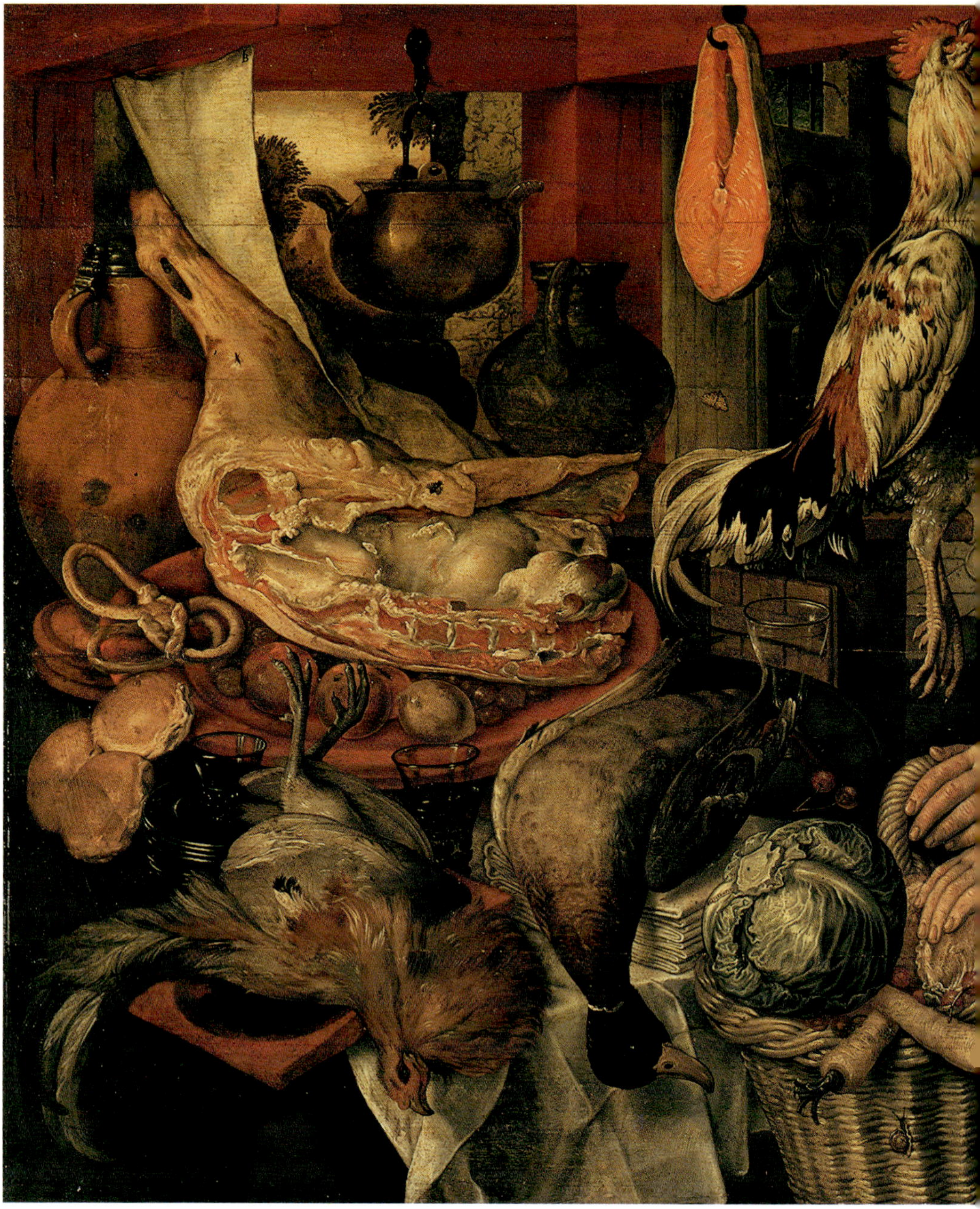

Intérieur de cuisine,
Joachim Beuckelaer, XVIe siècle.
Paris, musée du Louvre.

PLANCHE VI : *palettes de saveurs, vertus nutritionnelles*

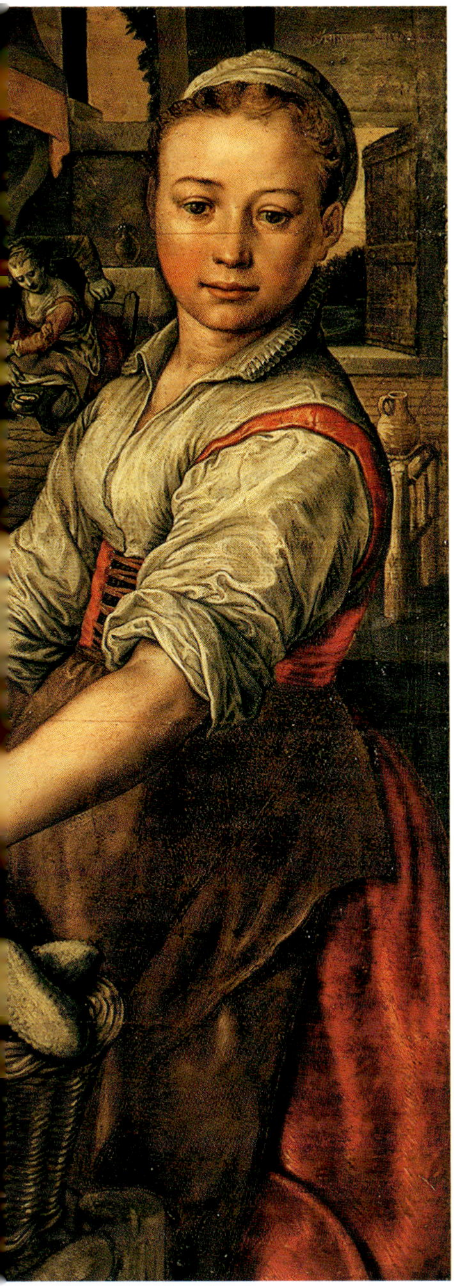

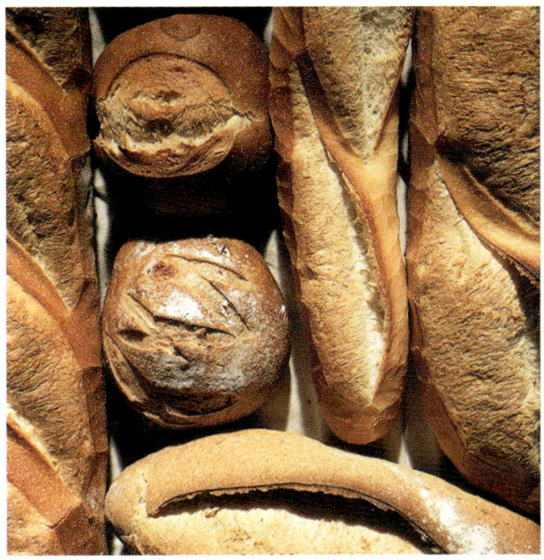

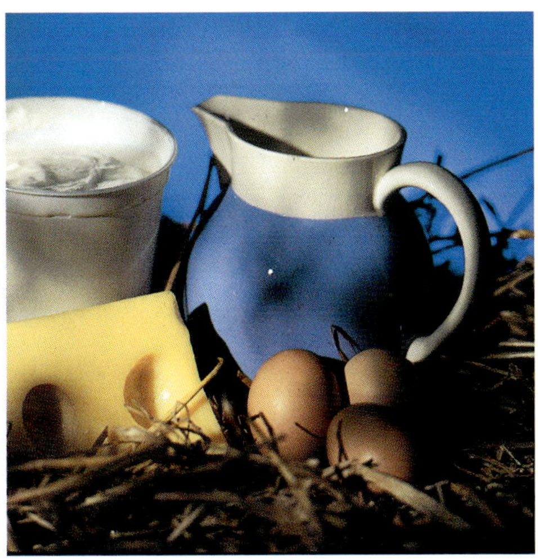

personne en bonne santé, diriez-vous de quelqu'un nourri par sonde qu'il est en bonne santé ? Dès que possible, ce mode d'alimentation sera interrompu. Tous les aliments sont faits d'une association plus ou moins complexe d'éléments nutritifs et de composés non nutritifs. C'est d'ailleurs grâce à la nutrition artificielle, alors que les connaissances n'étaient pas si avancées, que le rôle de nombreux nutriments est apparu essentiel et leur apport indispensable (lorsque des troubles apparaissaient après plusieurs mois et n'étaient corrigés que par l'adjonction de ce nutriment qui n'avait pas été introduit initialement dans le mélange nutritif).

Comment les ordonner ?

Ce qui se conçoit aisément, s'énonce clairement, ce qui se classe clairement se comprend aisément. Les aliments peuvent se regrouper en classes établies en fonction de dominantes. Toute classification est arbitraire et donc critiquable. Son but est de mettre en évidence des ressemblances (sans qu'il y ait similitude) que l'on considère comme suffisamment importantes pour que les aliments soient regroupés. Cette classification a donc un but pédagogique.

Premier groupe :
Viandes, volailles, abats, charcuteries, œufs, fromages

Les aliments de ce groupe apportent des protéines animales en proportion voisine et des graisses d'origine animale en quantité variable mais le plus souvent importante.

Principaux apports des premier et deuxième groupes

Premier groupe :
teneur en protéines et lipides

	Protéines %	Lipides %
Viande		
maigre	22	3
mi-grasse	20	10
grasse	16	20
Gibier, lapin	21	8
Volaille	22	5
Abats	10 à 20	2
Charcuterie	15	30
Œufs	13	11,5
Fromages	25	25

Deuxième groupe :
teneur en protéines et lipides

	Protéines %	Lipides %
Poisson		
maigre	19	1
mi-gras	19	3,5
gras	19	10
Mollusques et coquillages	10	1,5
Crustacés	18	1

Il y a poisson et poisson

	Colin à la bordelaise	*Nuggets de lieu*	*Finger de poisson*	*Beignets de poisson*	*Pané de colin*	*Filet de cabillaud*
Lipides (g/100g)	15	13,5	8,8	3,9	3,5	0,4
Protides (g/100g)	9,2	12	8,6	12,2	17,8	19

Certes, selon les types de viandes, les morceaux, les écarts peuvent être importants mais, dans l'ensemble, l'apport moyen en lipides (hors cuisson) se situe aux alentours de 10 à 15 %. De sorte que, consommés au même repas, ils sont susceptibles de faire double emploi sur le plan des apports en protéines et en graisses animales, sauf s'il s'agit de petites quantités dans une préparation. Vous viendrait-il à l'idée d'associer ordinairement entrecôte et omelette au même repas, alors pourquoi associer viande et fromage ? Cette association contribue à doubler les apports en acides gras saturés sur le repas. A fortiori si l'on prend de la charcuterie ou une entrée chaude en entrée (friand au fromage, quiche...) et une salade au chèvre, puis un morceau de 4 avril en dessert ! La viande et les produits carnés sont de bonnes sources de fer, de zinc ; le fromage apporte du calcium en grande quantité. Ce groupe fournit des vitamines B1, B2, B3, B5, B6, B12. Fromage et charcuterie sont riches en sel.

Deuxième groupe :
Poissons et produits de la pêche, crustacés, mollusques

Comme le précédent, ce groupe fournit des protéines animales de bonne qualité en proportion voisine. Par contre, le poisson fournit en moyenne dix fois moins de lipides que la viande, 25 fois moins que le fromage, 30 fois moins que la charcuterie !

Certes, il existe des poissons gras (plus de 5 %), mais ceux-ci sont peu nombreux (le hareng, le maquereau, la sardine, le flétan, la légine, le saumon, l'anguille). Les autres sont des poissons semi-gras (2 à 5 % : turbot, mulet, truite, thon, rouget) ou des poissons maigres (moins de 2 % : merlan, roussette, églefin, Saint-Pierre, cabillaud et morue, lieu, merlu ou colin, lotte ou baudroie, bar, dorade, raie, sole, plie ou carrelet, limande, perche, brochet, lingue, éperlan, tacaud, truite sauvage...). Cependant, contrairement à une assertion souvent entendue, le poisson le plus gras n'est pas plus maigre que la viande la plus maigre. La teneur en lipides est variable selon le lieu de pêche : ainsi le thon tropical (albacore ou listao) est très maigre, contrairement au thon blanc.

Teneur en glucides des légumes et des fruits.

Glucides %	5	10	15	20
Légumes				
	Épinard	*Haricot vert*	*Artichaut*	*Petit pois*
	Bette	*Carotte*	*Mange-tout*	*Pomme de terre*
	Tomate	*Oignon*		
	Poireau	*Navet*		
	Salade	*Betterave*		
	Courge			
	Champignon			
Fruits				
	Groseille	*Myrtille*	*Cassis*	*Banane*
	Pastèque	*Fraise*	*Pomme*	*Raisin*
	Melon	*Agrumes*	*Poire*	*Figue*
	Framboise	*Abricot*	*Brugnon*	
		Pêche	*Cerise*	
		Ananas		
		Prune		

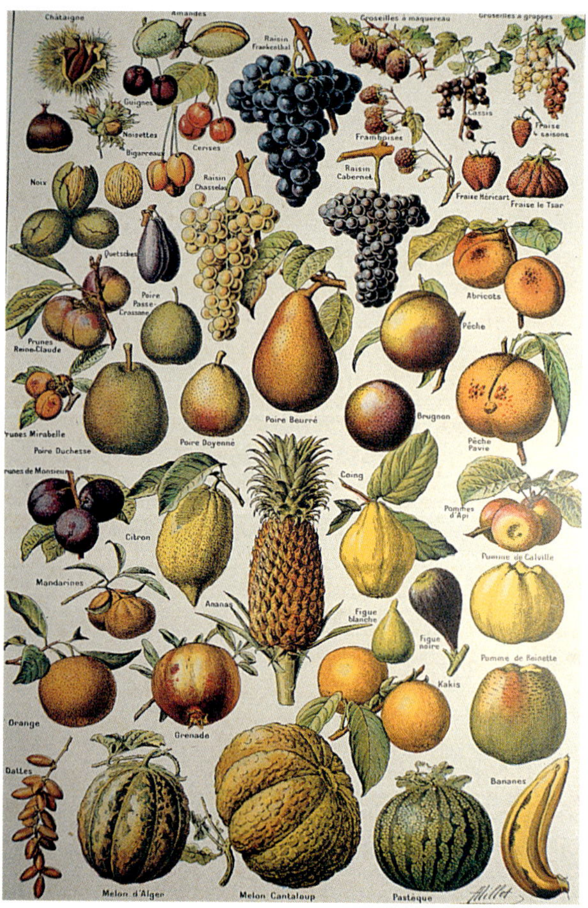

D'autre part, la nature des lipides est très différente de celle de la viande, avec une plus grande richesse en acides gras poly-insaturés et, pour les poissons des mers froides, une richesse en acides gras oméga 3 de longue chaîne (EPA et DHA). On peut donc sans problème conseiller d'associer au même repas : poisson et fromage. Cependant certains poissons préparés sont beaucoup trop gras et perdent tous leurs avantages.

Troisième groupe :
Fruits et légumes

Ces aliments contiennent, dans des proportions variables et voisines, de l'eau (75 à 95 %), des glucides simples et complexes, des fibres (cellulose, lignine, pectine), des vitamines (C, béta-carotène, B9), des minéraux et oligo-éléments, et une multitude de composés non nutritifs très utiles (polyphénols...)

Les pertes en micro-nutriments lors de la cuisson des légumes

La cuisson entraîne des pertes soit par diffusion (cuisson à l'eau), soit par destruction. La cuisson à l'eau des légumes entraîne une perte en minéraux et en magnésium du fait des lois de l'osmose (de 30 à 75 %). Mais si l'on boit l'eau de cuisson, c'est-à-dire de la soupe, on récupère les minéraux ayant diffusé. Une autre précaution est de saler en début de cuisson, pour éviter ces échanges. Pour la vitamine C, la cuisson à l'eau entraîne plus de pertes (50 %) que la cuisson à la vapeur ou la cuisson à l'étouffée (10 à 20 %) mais une partie de la vitamine C passe dans l'eau pour la cuisson à l'eau, de sorte que si l'eau est bue, les pertes sont moindres. Pour les vitamines B1 et B2, les pertes lors de la cuisson à l'eau sont de 30 et 20 % plus élevées que lors de la cuisson à la vapeur ou à l'étouffée. En ce qui concerne la vitamine B9, la perte est également plus élevée lors de la cuisson à l'eau, comparativement à la cuisson à la pression vapeur. Pour la vitamine C comme pour la vitamine B9, les pommes de terre doivent être cuites à la pelure (en robe des champs !), les pertes sont alors moindres que lorsqu'elles sont cuites épluchées.

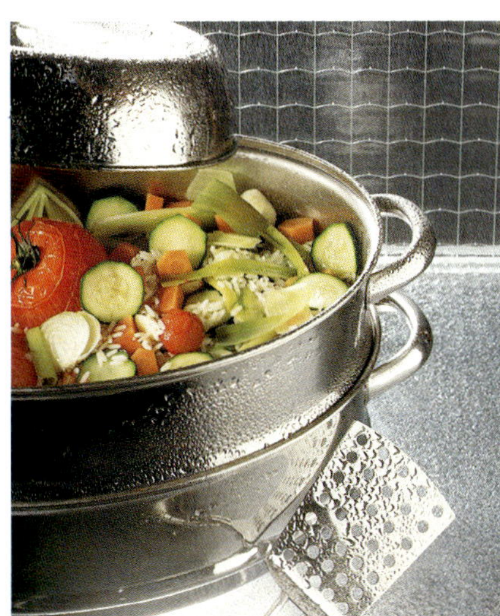

La pomme de terre souvent classée à tort dans le groupe des féculents, avec le pain, les pâtes, les lentilles, est un légume comme les autres. C'est un tubercule comme le topinambour (et l'igname, et la patate douce en Afrique), très proche des légumes racines comme le navet, la carotte, la betterave, le céleri, le manioc (tapioca). Seul le mode de cuisson la modifie considérablement puisque des frites et des chips contiennent respectivement 200 à 400 fois plus de lipides qu'une pomme de terre à la pelure ou au four !

Dans les légumes cuits comparativement aux légumes crus, il existe des différences portant sur plusieurs éléments nutritifs (meilleure disponibilité des glucides, perte en fibres, en vitamines,

Principaux apports du quatrième groupe

Teneur en protéines et en glucides des céréales et des légumineuses

	Céréales		Légumineuses		Pain
	Crues	*Cuites*	*Crues*	*Cuites*	
Protéines %	12	3	22	8	8
Glucides %	75	20	55	20	50

Les légumineuses : des aliments délicats

La lentille est un aliment ayant une délicatesse biblique, depuis que « Esaü a échangé avec Jacob son droit d'aînesse contre un potage de lentilles et un morceau de pain. » Genèse, 25,34. Pour bien digérer les légumineuses, il faut bien les préparer, pour cela un peu d'organisation la veille suffit : un trempage est indispensable pour les haricots et pour les pois chiches (12 heures). La cuisson doit être suffisamment longue. On peut rajouter un peu de bicarbonate dans l'eau de cuisson ou mieux de la sariette ou de la sauge. De préférence, on choisit des légumineuses de l'année. Dans tous les cas, si l'on n'est pas habitué, il faut les consommer en petites quantités, bien les mastiquer et ne pas hésiter à les préparer en soupe ou en purée (ce qui peut permettre d'éliminer les peaux). Les lentilles et les pois cassés sont les plus digestes.

en minéraux...) mais ces pertes ne peuvent pas être standardisées et ne doivent pas être exagérées d'autant que, du champ à l'assiette, les facteurs d'appauvrissement, en vitamines notamment, ne peuvent être réduits à l'étape de la cuisson. De sorte qu'il n'est pas justifié de séparer les légumes et les fruits en deux groupes, crus et cuits. Ils doivent simplement être présents quotidiennement. Séchés (raisins, abricots, pruneaux...), exceptée une perte en eau et en vitamine C, les fruits ont la même composition.

Quatrième groupe :
Céréales et légumineuses

Les céréales sont mal connues, souvent assimilées aux seuls produits du petit déjeuner qui sont plus souvent devenus des friandises. Quant aux légumineuses elles sont vraiment mal aimées ! Les points communs de ces aliments sont une source de protéines végétales, une teneur élevée en glucides complexes, une richesse en fibres végétales (cellulose, hémi-cellulose – son, guar...), en minéraux (magnésium, fer pour les légumineuses), vitamine B1 (légumineuses), vitamine E (céréales complètes avec le germe) et une pauvreté en lipides. Ils contiennent en outre de nombreux éléments nutritifs dont on redécouvre l'intérêt nutritionnel (anti-protéases, acide phytique, tanins...).

Le pain est la forme la plus courante de consommation des céréales, mais il y a tous les autres dérivés du blé (farine, pâte à pain, crêpe, semoule, pil pil, boulghour, pâtes), l'épeautre et le kamut (variétés anciennes de blé), l'orge, le riz, le mil et le millet

LE PAIN DANS L'HISTOIRE

L'histoire de l'Occident est liée à celle du blé, l'origine de la panification remontant à plus de 3 000 ans avant Jésus-Christ. La force de la symbolique du pain se retrouve dans l'étymologie : panis *en latin ou* panos *en grec signifiait « fait » et* pan *en grec « tout ».* Bread *en anglais, ou* Brot *en allemand veut dire « briser », briser pour partager, cela « fait tout » un programme. « Rompre son pain avec quelqu'un, c'est lui apporter la santé. » Shakespeare. Le pain c'est aussi une culture. « Le pain nous rattache à notre terre dont la civilisation nous éloigne. Il donne goût aux aliments, il forme leur fond de décor intelligent sur lequel se détache leur saveur. » Paul Guth. La désaffection pour le pain a de nombreuses causes, dont une partie est liée à la perte de ses qualités organoleptiques. Mais seul le pain complet est le pain normal : si vous demandez à votre boulanger du pain de régime, il devrait vous donner du pain blanc, c'est-à-dire appauvri ! Parallèlement à cet abandon, les expressions qui témoignaient de son importance sont devenues désuètes.*
« Avoir du pain sur la planche. »
« Long comme un jour sans pain. »
« Se vendre comme des petits pains. »
« Mieux vaut aller au pain que chez le médecin. »
« Qui ne pétrit bon pain, ne mange. »

ainsi que le sorgho (céréale consommée en Afrique), le maïs (polenta), l'avoine avec les flocons d'avoine (porridge des Anglais), le seigle, le sarrasin, la quinoa (céréale d'Amérique du Sud). Les espèces de légumineuses sont moins nombreuses (lentilles, haricots, pois chiches, pois cassés, fèves, soja vert (haricot mungo), soja jaune), mais les variétés de lentilles (vertes du Puy, blondes, corail...) et de haricots (haricots cocos, azuki, haricots rouges, niebés ou cornilles, flageolets, soissons, haricots blancs, chevriers...) sont très nombreuses. Le soja jaune est une légumineuse extraordinaire de par sa teneur élevée en protéines de très bonne qualité, mais particulière car pauvre en amidon, riche en lipides. La consommation de ces aliments peut permettre de réduire celle d'aliments sources de protéines animales. L'association céréales (2/3) – légumineuses (1/3) aboutit à un apport protidique de bonne qualité.

Cinquième groupe :
Le lait et les laitages

Ce groupe comporte le lait, les yaourts, les fromages blancs, les fromages frais tels que les suisses petits et grands! En moyenne, ces aliments fournissent 15 à 30 fois moins de lipides que les fromages classés dans le premier groupe. L'étiquetage réglementaire ne renseigne pas sur la teneur réelle en lipides de l'aliment, car il est exprimé sur le poids sec. (Un fromage blanc à 20 % contenant 80 % d'humidité et 20 % d'extrait sec ne contient donc que 4 % de lipides.) Ces aliments sont très intéressants car ils contiennent beaucoup de nutriments variés,

Principaux apports du cinquième groupe

	Lait			Yaourt			Fromage blanc		
	écrémé	*1/2 écrémé*	*entier*	*maigre*	*ordinaire*	*entier*	*0 %*	*20 %*	*40 %*
Lipides %	0,2	1,5	3,5	0,3	1,2	3,5	0,2	3,4	7,6
Protides %	3,3	3,2	3,2	4,5	4,3	4,2	8	9,5	7,3

en petite quantité : protéines, lipides, glucides, minéraux (calcium surtout), vitamines B1, B2 surtout, B5, B6, B12. Ils contiennent beaucoup d'eau, mais sont dépourvus de fibres, de vitamines B9, C, E, de fer.

L'écrémage ne réduit pas l'apport en calcium, mais simplement l'apport en lipides et en vitamines liposolubles. Le sucre naturel de ce groupe est le lactose (alors que les fromages en sont pratiquement dépourvus), mais de nombreux produits laitiers sont enrichis en saccharose. Les desserts lactés sucrés appartiennent à ce groupe, mais leur enrichissement en glucides et parfois en lipides les déséquilibre. On peut sans problème recommander d'associer les produits laitiers de cette famille aux aliments du premier groupe, viande en particulier, car cela ne fait pas double apport en lipides. Ce sont de très bons compléments des céréales tant pour la complémentation des protéines que pour la complémentarité des autres nutriments.

Sixième groupe :
Corps gras

Il s'agit là des aliments sources de lipides visibles, soit d'origine animale (beurre, crème fraîche, lard, graisse d'oie, saindoux, suif, gras de bœuf), soit d'origine végétale (huile, margarine molle, graisses concrètes) ou mixte (certaines margarines dures). Les corps gras d'origine laitière sont de bonnes sources de vitamine A, les corps gras d'origine végétale sont des sources importantes de vitamine E. Les huiles sont toutes différentes, cependant on peut distinguer les huiles riches en acide linoléïque (poly-insaturé) : tournesol, pépin de raisin, maïs, soja, carthame ; celles riches en acide oléïque (mono-insaturé) : olive, arachide, sésame ; celles contenant de l'acide alpha-linolénique : colza, soja,

Le yaourt

Par définition, le yaourt ou yoghourt est fabriqué à partir de lait frais vivant, fermenté avec certaines bactéries, Lactobacillus Bulgaricus *et* Streptococcus Thermophilus. *Tous les « petits pots » ne sont pas des yaourts, certains ne sont que des desserts sucrés. Les laits fermentés avec du* Bifidobacterium Longum *ou avec* Lactobacilus Acidophilus 1 *n'ont pas droit à l'appellation « yaourt », mais ils possèdent des propriétés très voisines. Ce sont de véritables aliments fonctionnels, dans la mesure où l'on a démontré qu'ils avaient des effets physiologiques puissants. Ils stimulent les défenses immunitaires locales et générales en agissant sur les facteurs spécifiques (immunoglobulines A) et non spécifiques (phagocytose) ; ils bloquent l'action des germes pathogènes intestinaux ; ils régularisent l'activité intestinale ; ils facilitent la digestion du lactose, même chez les personnes intolérantes au lactose ; ils améliorent l'absorption du calcium ; ils diminuent le cholestérol (chez l'animal) ; enfin ils pourraient inhiber le développement des cellules tumorales.*

noix, germe de blé ; ou contenant de l'acide gamma-linolénique : onagre, bourrache, pépins de cassis. Là aussi, il faut varier et associer les huiles d'autant que celles contenant de l'acide alpha-linolénique (plus de 2 %) ne peuvent pas (selon la législation) être chauffées. On peut par contre conseiller les associations complémentaires suivantes.

Cuisson	**Assaisonnement**
Olive	*Soja*
Pépins de raisin-tournesol	*Colza*
Maïs	*Germes de blé*
Arachide	*Noix*

Non raffinées, les huiles peuvent contenir des substances responsables d'impuretés (modifiant la couleur, l'odeur, le goût), mais le raffinage élimine toute une partie de composés très utiles, appartenant à l'insaponifiable (terpènes, polyphénols, caroténoïdes, phytostérols, squalènes...) et diminue leur teneur en vitamine E.

Septième groupe :
Les oléagineux (fruits et graines)

Marginal, ce groupe ne peut pas être classé avec les fruits (car il contient des lipides) ni avec les céréales (car il est beaucoup plus riche en lipides), ni avec les corps gras (car ce sont des sources de

Comment est fabriquée une margarine ?

Les margarines sont des mélanges de corps gras. Le principe est d'obtenir un corps gras solide à partir de matières grasses liquides, les huiles. Certaines margarines contiennent des graisses animales naturelles (suif, saindoux...) ou des huiles de poisson modifiées par hydrogénation : ce sont des margarines dures utilisées pour la cuisson mais leur intérêt nutritionnel est nul : elles sont peu utilisées en France. La plupart sont fabriquées à partir d'huile végétale selon plusieurs techniques. La plus répandue est l'utilisation d'un mélange d'huile en l'état et hydrogénée. Cette hydrogénation sature les doubles liaisons : lorsqu'elle n'est pas totale, une partie des doubles liaisons restantes prend la configuration trans : cela peut représenter 10 à 25 % des acides gras, ce qui est peu recommandé sur le plan nutritionnel. Une autre technique est le fractionnement qui consiste à sélectionner dans un corps gras (palme, par exemple) la partie solide (stéarine de palme, par exemple) et à l'incorporer dans un mélange d'huile en l'état. On peut enfin réaliser une interestérification, c'est-à-dire un déplacement des acides gras sur le glycérol afin de modifier la consistance du corps gras. Il faut choisir de préférence des margarines non hydrogénées, faites avec un mélange judicieusement choisi d'huiles, permettant d'obtenir une teneur garantie en acides gras polyinsaturés ou en acides gras monoinsaturés, de configuration cis (et non pas trans).

lipides cachés). Il comprend les noix, noisettes, amandes, arachides, olives, avocats, noix de coco, mais également les graines de tournesol, de sésame... Il contient certes des lipides mais aussi pour certaines des protéines (noix, noisettes, arachides, amandes), des glucides, et bien sûr des fibres, des vitamines (E), des minéraux (magnésium, calcium pour noix, noisettes, amandes). La partie insaponifiable est source d'éléments non nutritifs ayant également un rôle très important. Les lipides sont à prédominance insaturée avec, pour les noix et les noisettes, un peu d'acide alpha-linolénique, excepté la noix de coco, riche en acides gras saturés mais de digestion très aisée car très courts. Souvent ces aliments sont resalés, trop salés.

Dans certains pays, les arachides représentent une source importante de protéines végétales.

Huitième groupe :
Aliments et boissons sucrés

Certains ne contiennent que des glucides (sucreries, confiseries, friandises, sorbets, boissons sucrées), la plupart contiennent aussi des lipides (glaces, pâtisseries, chocolats, biscuits, barres chocolatées et céréalières, entremets...) et parfois un peu de protéines. Ce sont des aliments très riches en calories, souvent déséquilibrés car pauvres en minéraux, vitamines, lorsque l'on calcule leur densité nutritionnelle (pour 100 kcal de l'aliment). Ce sont des aliments « plaisir », mais il faut apprendre à les déguster occasionnellement et en petite quantité.

Neuvième groupe :
Boissons alcooliques et alcoolisées

Les boissons alcooliques sont des boissons contenant naturellement de l'alcool après fermentation (vin, bière, cidre...), ou après

Des légendes prestigieuses

L'huile d'olive

« Dans la légende grecque,
entre le cheval Neptune beau, rapide,
capable de gagner les combats,
et le rameau d'olivier de Minerve
qui deviendrait un arbre fort,
vivant des siècles, susceptible de donner
la flamme pour illuminer les nuits,
d'adoucir les blessures, d'être un aliment
précieux, riche en saveur et donneur
d'énergie, Jupiter n'a pas hésité
à choisir l'olivier comme don
le plus utile pour les hommes. »

Le soja

« En remerciant de l'avoir abrité
et nourri alors qu'il était blessé,
le Dieu des singes offrit à l'empereur
de combler son vœu le plus cher.
Je voudrais, dit celui-ci,
que la famine soit toujours épargnée
à mon peuple.
Et le dieu lui fit don
d'une graine de soja. »

Pressage des olives,
mosaïque IIIe *siècle.*
Saint-Germain-en-Laye,
musée des Antiquités nationales.

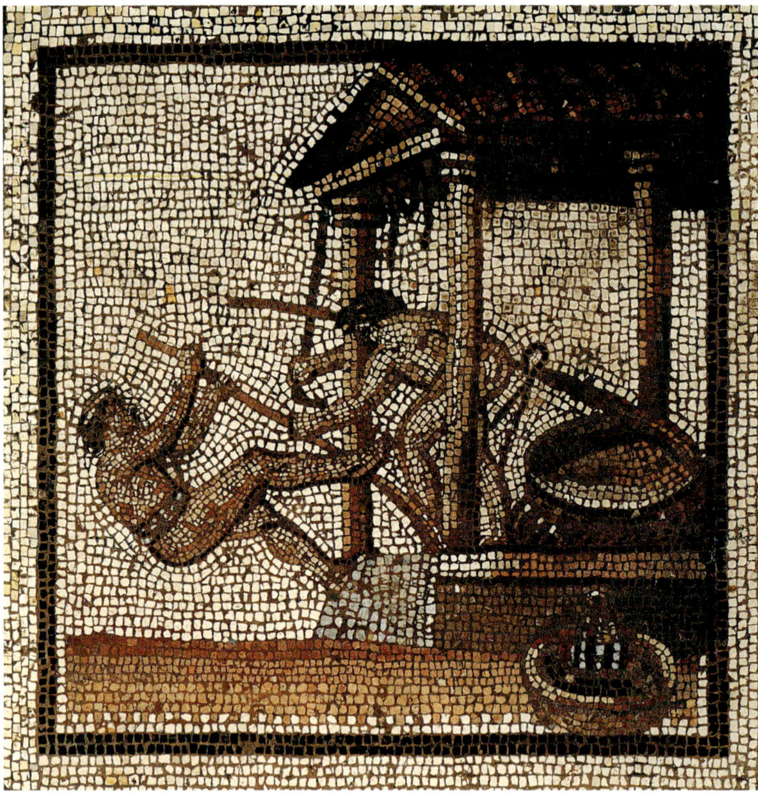

Ramassage des olives, *II*[e] *siècle.*
Musées nationaux de Tunisie,
musée national du Bardo.

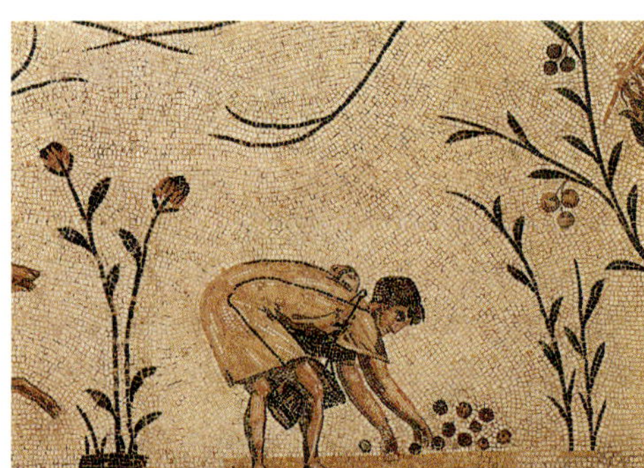

PLANCHE VII : *aliments, les travaux et les jours*

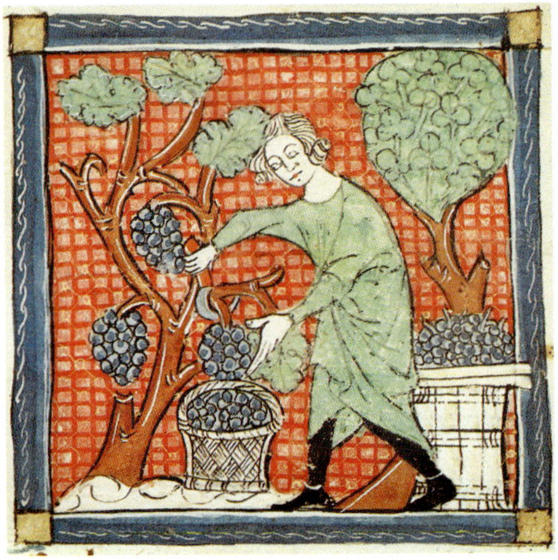

La Vendange,
Le Bréviaire d'amour, septembre,
Me Ermengol de Béziers, XIIIe *siècle.*
Escurial, bibl. Réal.

Moissons (et tonte des moutons),
Très riches heures du duc de Berry, juillet,
XVe *siècle. Chantilly, musée Condé.*

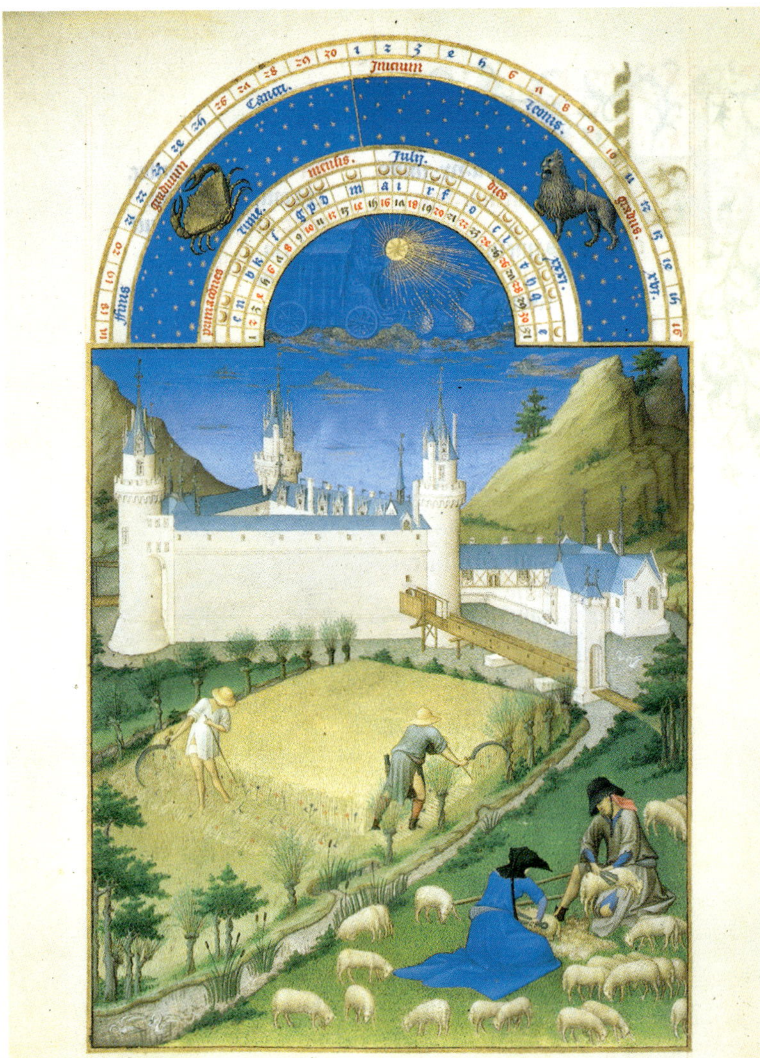

La cuisson des corps gras

La cuisson du beurre n'est pas conseillée car elle entraîne la formation d'oxystérols qui sont des composés toxiques pour les artères. Les graisses concrètes (palme, palmiste, coprah) sont, comme le beurre, riches en acides gras saturés, bien résistants à la cuisson mais, ne contenant pas de cholestérol, elles n'entraînent pas la formation d'oxystérols. Pour les huiles, plus elles sont riches en acides gras monoinsaturés, plus elles sont résistantes à la cuisson (huile d'olive et huile d'arachide par exemple), par contre, les huiles riches en acides gras polyinsaturés sont plus fragiles avec deux phénomènes, d'une part, une petite perte en acides gras polyinsaturés, d'autre part, la formation de produits d'altération thermo-oxydative et l'apparition d'espèces chimiques nouvelles expérimentalement nocives. Ceci reste cependant extrêmement modeste dans les conditions habituelles de cuisson, en friture plate (poêle) ou en friture profonde. Par contre, lorsque la friture profonde est répétée, prolongée, sans filtration ni changement des bains d'huile, sans contrôle de température, ces substances peuvent être produites en grande quantité et être nocives. Enfin, la cuisson des corps gras entraîne une perte en vitamines A et E.

La composition en acides gras des huiles

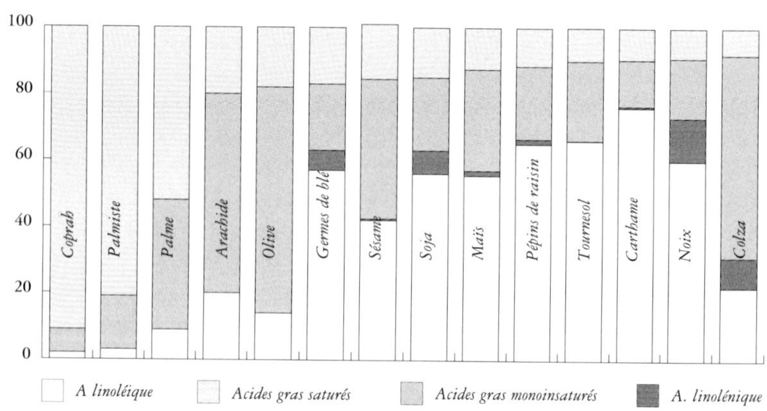

Principaux apports du septième groupe

Teneur en lipides et en protides des oléagineux.

	Lipides %	Protides %
Noix	60	15
Noisettes	60	14
Amandes	54	18
Arachides	50	26
Olives vertes	11	1
Avocats	20	2
Sésame	49	19
Noix de coco	36	4

distillation (whisky, cognac, alcool fort...) tandis que les boissons alcoolisées sont des boissons dans lesquelles de l'alcool a été rajouté (panaché, punch, sangria, kir, cocktail...) Certaines de ces boissons contiennent en plus, du sucre (bière, cidre, certains apéritifs...). Leur caractéristique tient à la présence d'alcool (1° = 0,8 g d'alcool); dans la mesure où l'alcool a des effets propres on ne peut pas faire un groupe homogène « boisson », ce qui correspondrait à mettre au même niveau lait, jus de fruits, potage, café, thé, tisane, soda, vin et eau ! La quantité servie est en général inversement proportionnelle au degré alcoolique, de sorte qu'un verre (une « dose ») de chacune de ces boissons alcooliques apporte 10 à 15 g d'alcool pur.

Les secrets cachés des aliments

Attribuer à un seul aliment des vertus thérapeutiques revient à le considérer comme un médicament. Certes Hippocrate écrivait « que votre aliment soit votre principal médicament ! », et le débat est d'actualité. Aucun aliment n'est nocif, sinon c'est un poison. En dehors de cela, seuls les excès sont nocifs. « Tout est poison, rien n'est poison, tout dépend de la dose », affirmait Claude Bernard. Tous les aliments ont certes des effets, et cette notion est redécouverte avec la notion d'aliments fonctionnels ou

Le chocolat

Le chocolat est sans doute
le plus psychotrope des aliments.
Ceci s'explique par plusieurs éléments
de sa composition chimique
et nutritionnelle : il est gras et sucré,
ce qui correspond aux caractéristiques
organoleptiques les plus attirantes ;
il est riche en glucides au goût sucré,
impliqués dans la fabrication
de sérotonine cérébrale,
neurotransmetteur de l'anti-stress ;
il est riche en magnésium
(surtout le chocolat noir),
dont l'effet relaxant sur le système
neuro-musculaire est bien connu ;
il apporte de la théobromine qui est
un stimulant, comme la caféine ;
enfin il contient une substance,
la phényléthylamine, qui se lie
avec les récepteurs aux amphétamines
entraînant un véritable effet excitant.
Tout ceci explique les célèbres
déclarations dont il a été l'objet :

« Qui n'a jamais eu envie de se ruer sur une tablette quand la vie paraissait vide et sans issue ? »

Sylvain Lebel.

« Mais vous ne vous portez pas bien, vous n'avez point dormi : le chocolat vous remettra. »

Madame de Sévigné.

« Quand Napoléon travaillait bien avant dans la nuit, ce n'était jamais du café qu'il se faisait apporter mais du chocolat dont il me faisait prendre une tasse avec lui. »

Bourienne, *Mémoires 1830*.

« Le chocolat est une passion dévorante. »

Frédéric Dard.

d'aliments santé ou « High Tech », notion qui nous vient d'Orient : on a même créé pour cela une nouvelle discipline aux confins de la pharmaceutique et de la nutrition, la nutraceutique. Doit-on en passer par là pour se nourrir de façon bénéfique pour la santé. On découvre aujourd'hui des propriétés importantes de la plupart des aliments. Il ne faudrait pas en conclure que chacun de ces aliments est le secret de la jouvence, ainsi que les croyances populaires l'affirment souvent. En réalité, l'alimentation est plus complexe que cela, c'est un tout.

Le comportement alimentaire

« Le comportement alimentaire de l'homme sera toujours un comportement affectif, c'est-à-dire basé sur le plaisir et sur lequel la raison ne peut avoir qu'une emprise limitée. » J. TRÉMOLIÈRES.

Le comportement alimentaire c'est ce qui nous conduit à faire des choix alimentaires. Dans cette démarche, l'instinct naturellement domine : en effet, dans la mesure où c'est un acte vital, élémentaire, primaire, c'est le cerveau primitif (diencéphale, hypothalamus) qui détermine nos pulsions, nos envies alimentaires. D'ailleurs dans l'évolution des espèces c'est ce cerveau primitif ou infra-cerveau, qui est apparu le premier. L'homo sapiens se distingue des autres espèces animales par le volume de son cerveau, et en particulier de son cortex (substance grise), mais cette partie intelligente, raisonnable, n'a pas toujours le dernier mot : c'est l'éternel combat cornélien : *« La raison et l'amour sont ennemis jurés. »* CORNEILLE. L'intelligence, la réflexion sont minoritaires face au désir qui est sous la dépendance des centres nerveux responsables des émotions. Nous mangeons avec nos tripes, mais nos tripes sont dans la tête, dans ce cerveau instinctif.

« Nature a maternellement observé que les actions qu'elle nous a enjointes pour notre besoin, nous fussent aussi voluptueuses et nous y convie non seulement par la raison, mais aussi par l'appétit. » MONTAIGNE.

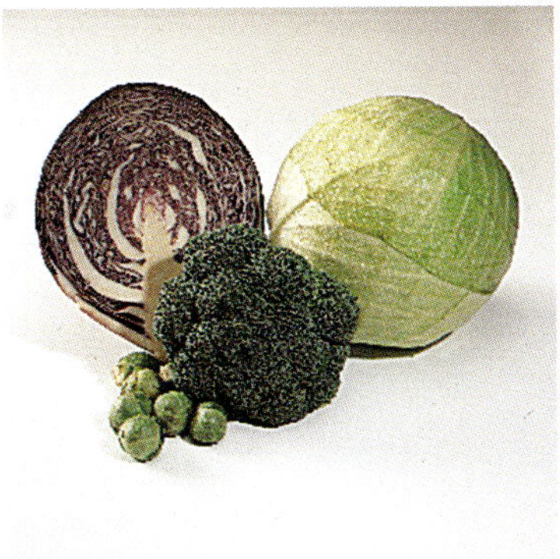

Le chou ou plutôt les choux : si chacun connaît le chou-fleur, le chou rouge, le chou frisé, le chou de Bruxelles, le chou blanc, la choucroute, qui connaît le chou cabu, le chou-fleur violet, le chou de Chine Pe Tsaï, le chou frisé de Westland, le chou de Milan « gros des vertus » ? Il souffre de préjugés, peut-être parce que sa teneur élevée en soufre donne des odeurs. Légume d'hiver ou de mi-saison, c'est pourtant une valeur sûre, sur le plan nutritionnel. Par exemple, une portion de 200 g de chou-fleur, apporte trois fois plus de vitamine C qu'une orange de 100 g ; une portion de 200 g de chou frisé couvre 95 % des apports conseillés en acide folique (vitamine B9) ; une portion de chou (feuille) cru ou cuit, fournit plus de 100 % des apports quotidiens en bétacarotène ; le chou ne pèche pas du côté des minéraux, notamment en calcium (20 à 60 mg pour 100 g), magnésium (20 à 30 mg pour 100 g), fer (0,5 à 1 mg pour 100 g). Mais c'est du côté de l'épidémiologie que des données intéressantes sont apparues depuis quelques années notamment dans la prévention du cancer : le chou est cité dans plusieurs dizaines d'études épidémiologiques cas-témoins ou mieux prospectives, comme aliment associé à une moindre prévalence de nombreux cancers (poumon, côlon, prostate, estomac, utérus...) à côté d'autres légumes verts à feuilles, ou rouges (tomate). Sa teneur élevée en vitamine C et en bétacarotène joue sans doute un rôle, mais de nombreux autres mécanismes sont invoqués : l'induction par des composés soufrés du chou, d'enzymes de détoxication vis-à-vis des xenobiotiques (substances étrangères) ayant des effets protecteurs anti-cancérogènes, est bien documentée.

Conscient ou inconscient

L'initiation de la prise alimentaire est déclenchée par une discrète diminution des réserves métaboliques cellulaires. Ce déclenchement est d'autant plus tardif que le repas précédent est éloigné et copieux. Mais le conditionnement culturel et psychologique est important : ainsi lorsque, à l'insu d'un individu ou d'un groupe, on avance l'heure, les sujets (surtout les obèses) prétendent avoir faim plus tôt, en fonction de l'heure affichée et non pas de l'heure réelle.

L'étape suivante est celle de l'ingestion : ce n'est plus la faim qui est en cause, mais l'appétit. La faim est une sensation pénible correspondant à un besoin : elle peut être calmée par n'importe quel aliment sous la main. L'appétit est un désir, une sélection, une envie d'un aliment spécifique, susceptible de nous faire manger même en l'absence de faim : chacun a fait l'expérience d'un repas copieux, à la fin duquel il est repu : mais une offre de dessert particulièrement attrayant le fera manger au-delà du nécessaire, voire du raisonnable. C'est d'ailleurs le propre du sucré que de nous faire manger sans faim ni fin. La dimension plaisir de la prise alimentaire correspond aux facteurs hédoniques de l'ingestion. Elle peut se mesurer par un test qui consiste à enregistrer le nombre et la vitesse des mouvements de mastication et de déglutition d'un sujet, c'est l'édogramme (*ederer*, manger en latin). Cet édogramme traduit la palatabilité, c'est-à-dire la composante affective alimentaire.

Au cours du repas normalement, la vitesse de mastication et de déglutition se ralentit ; ceci ne s'observe pas chez l'obèse. « *Tu vois que j'ai davantage de chair que les autres hommes et plus de faiblesse aussi.* » SHAKESPEARE (Henri IV). Les préférences et aversions alimentaires déterminent les choix alimentaires : certaines sont innées comme le sucré, et l'amer, d'autres sont conditionnées et peuvent moduler les précédentes, et dépendent à la fois des qualités intrinsèques des aliments (propriétés organoleptiques) et à la fois de l'expérience ou de l'histoire alimentaire. Une expérience antérieure positive ou négative est mémorisée définitivement avec une image sensorielle enregistrée comme une véritable photo en mémoire. On ne fera pas remanger à quelqu'un des moules s'il a vomi après en avoir mangé une fois : une seule expérience suffit.

L'alliesthésie est la modulation de la palatabilité en fonction de l'état énergétique interne : un sujet obèse ou non, soumis à un régime restrictif a une alliesthésie positive : c'est-à-dire que dans la mesure où son déficit énergétique augmente, la composante affective de la prise alimentaire s'accroît. *« C'est l'appétit et non le plat qui rend le manger délicieux. »* Sir JOHN SUCKLING. À l'opposé, lors du repas, l'alliesthésie s'inverse en vingt minutes environ. De sorte que si l'on mange vite, elle n'a plus le temps de survenir. Si l'on mange lentement on mangera moins pour cela. Ce mécanisme explique aussi qu'une odeur de friture soit très attirante à jeun (« on va mettre les bouchées doubles »), et cela se verra sur l'édogramme, et détestable après un repas. C'est également pourquoi si l'on veut acheter moins (donc manger moins) il vaut mieux faire ses courses en supermarché à 14 heures plutôt qu'à 11 heures pour ne pas « en avoir l'eau à la bouche ». De même, parce que l'on a les « yeux plus gros que le ventre » avant un repas à jeun, dans un self, si les aliments les plus attirants sont placés en tête de linéaire (dessert...) on va faire plus que les « dévorer des yeux », ils se retrouveront sur le plateau. Chez un sujet obèse ou non, soumis à un gavage, l'alliesthésie est au contraire négative, représentant donc une tentative de protection contre la suralimentation.

La prise alimentaire s'arrête grâce aux mécanismes de rassasiement. Là encore, il existe un rassasiement conditionné qui correspond à l'arrêt de l'ingestion grâce à l'anticipation sur les effets post-ingestifs prévisionnels. Autrement dit, nous avons appris par expérience l'effet que nous procure tel aliment, ce qui nous permet de savoir combien nous pouvons en manger pour obtenir un effet de bien-être par exemple. L'apprentissage module ce mécanisme en une semaine environ. Certaines personnes n'utilisent plus ce mécanisme parce qu'elles recherchent autre chose dans leur ingestion, c'est la boulimie où la prise alimentaire a un effet de destruction. Un second mécanisme encore plus important est impliqué dans l'arrêt de la prise alimentaire, c'est le rassasiement sensoriel spécifique : chaque aliment entraîne au niveau des neurones hypothalamiques des décharges qui cessent lorsque l'animal (ou l'individu) est rassasié pour cet aliment. D'autres neurones entreront en activité avec l'ingestion d'un nouvel aliment. Ceci explique donc que l'on puisse faire se succéder les plats, pour un repas festif, sans se lasser ! Ou encore, si l'on met deux groupes de personnes dans deux pièces, l'un avec une quantité de tartes aux fraises toutes identiques, l'autre avec une quantité de gâteaux tous différents, dans le second groupe les sujets mangeront beaucoup plus que dans le premier.

« La société est composée de deux grandes classes : ceux qui ont plus de dîners que d'appétit, et ceux qui ont plus d'appétit que de dîners. » CHAMFORT. En présence d'une grande variété d'aliments attrayants, ce mécanisme (le rassasiement sensoriel spécifique) conduit à une surconsommation. C'est le principe du régime cafétéria (aliments variés, agréables et renouvelés) qui est chez l'animal le moyen le plus sûr de le faire grossir rapidement. Le rôle de ce mécanisme est une protection contre la monotonie alimentaire et donc la carence, car après avoir mangé un aliment, nous n'avons plus envie de nous resservir une seconde fois ou, si nous le faisons, nous le savourons moins, c'est pourquoi un aliment très bon est bon à déguster (c'est le gourmet), mais moins bon à reprendre (c'est le gourmand !). Si ce mécanisme n'existait pas, nous pourrions manger du riz en entrée, en plat, puis en dessert, sans nous lasser. En revanche, notre organisme n'est pas du tout protégé contre l'abondance et la variété alimentaires qui sont trop récents dans notre environnement alimentaire (un ou deux siècles sur un ou deux millions d'années) pour que notre nature (notre génétique) les ait enregistrées comme agressives et dangereuses. Seule l'éducation peut permettre de dominer ce comportement.

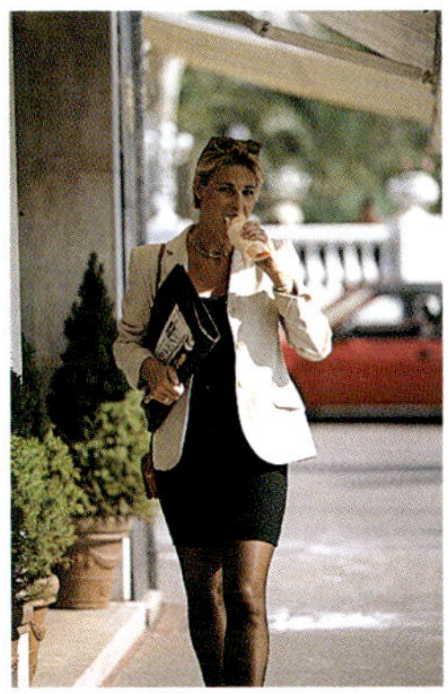

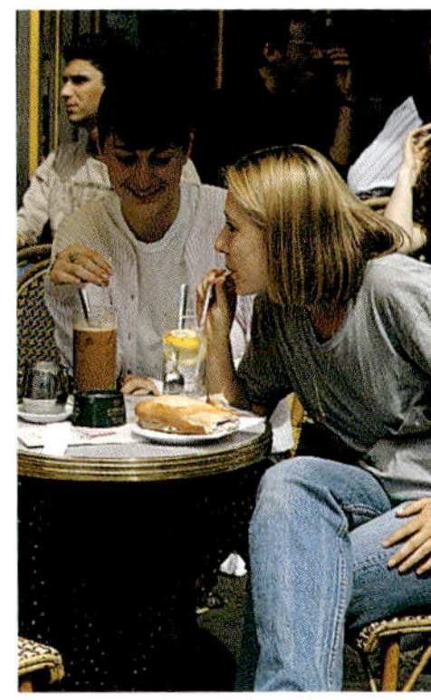

Les médiateurs du comportement alimentaire

Si le plaisir est le moteur du comportement alimentaire, c'est parce que la prise alimentaire met en jeu des mécanismes neurophysiologiques et des médiateurs nerveux (neurotransmetteurs) impliqués dans la perception de ce plaisir. Le rôle de la sérotonine a déjà été évoqué, son importance est encore discutée : on a pu émettre l'hypothèse que certaines personnes ayant des pulsions alimentaires avec une forte attirance pour le sucré seraient déficitaires en sérotonine. Les endorphines sont d'autres neuromédiateurs en cause. Ce sont des substances endogènes, analogues de la morphine (dérivé de l'opium) et qui se lient à des récepteurs morphiniques dans le cerveau. Leur mise en jeu provoque analgésie (disparition de la douleur) et plaisir, de même que la morphine. Quand on soumet un rat à un stress, on observe une prise alimentaire (sucres et graisses), même si l'animal n'a plus faim, et une augmentation des endorphines intracérébrales. À l'inverse si l'on bloque les récepteurs de ces substances par des antagonistes, la prise alimentaire diminue (et le plaisir associé à cette prise aussi) si l'animal reçoit une alimentation agréable, abondante et variée (régime cafétéria), pas si c'est une alimentation monotone. Lorsqu'on prive un rat de cette alimentation cafétéria, il devient semblable à un toxicomane en état de manque. L'homme est souvent un rat qui se « shoote » avec son alimentation pour lutter contre le stress !

Télévision, publicité, poids et comportement

De nombreuses études ont montré que la télévision faisait grossir ! ou plutôt que le nombre d'heures passées quotidiennement devant le petit écran était proportionnel au degré d'obésité. En France, les enfants de 6-12 ans regardent la télévision 25 heures par semaine et 75 % d'entre eux grignotent des produits sucrés ou gras tout en zappant, assis sur leur canapé au lieu de se dépenser. Aux États-Unis, on les appelle *sofa potatoes* ou *coach potatoes*. Les spots publicitaires peuvent avoir aussi un effet incitatif. Aux USA, un enfant voit plus de 20000 spots publicitaires par an, dont la moitié concerne des aliments (et les deux tiers des aliments ou des boissons sucrés). On a calculé que les spots publicitaires concernant la nourriture survenaient cinq fois par demi-heure de programme. Des études ont montré que la publicité agissait sur l'enfant en atténuant l'influence de l'interdicteur, et en agissant directement sur son comportement, car l'enfant n'utilise lors de son choix que sa dernière impression, la plus saillante, quelle que soit son opinion préalable.

Conseil

Voir et avoir, voilà le problème !

La présence des aliments est un élément fondamental dans le comportement alimentaire : c'est la disponibilité et la visibilité alimentaires. Si vous mettez à table du pain, du beurre, vous en mangerez (ce n'est pas forcément « mauvais ») ; si vous voulez éviter de vous resservir d'un bon plat, surtout si vous mangez plus vite que les autres, débarrassez-le de la table, ou bien, comme dans les bons restaurants, servez-vous à l'assiette et laissez les plats en cuisine ; si vous servez du fromage, mettez un fromage, pas un plateau de fromage (sauf lors des repas plus festifs), car la présence et la variété vont vous inciter à prendre un morceau de chaque ; si vous savez que vous avez dans vos armoires des paquets de biscuits et des plaques de chocolat, même sans les voir, vous allez y penser et plonger ! Il ne sert à rien de les cacher, car vous savez où ils sont ! Beaucoup de femmes emmènent au bureau des réserves « au cas où » avec le prétexte d'un en-cas en dépannage, mais en fait inconsciemment (?) elles organisent leur grignotage.

Sous influence

Notre comportement alimentaire est donc influencé tant par des facteurs internes que par des facteurs externes.

Les facteurs internes

Ils sont dus à un manque. Qu'il s'agisse d'un manque physiologique métabolique engendré par la faim, par la privation involontaire ou non (des régimes trop restrictifs notamment en glucides), par la frustration engendrée par les restrictions (substitut de repas, aliments light...). Apprendre à manger de tout, des aliments normaux, en petite quantité lorsqu'ils sont très

LE SOJA, LÉGUMINEUSE D'AVENIR

Le soja jaune (ou Glycina max*) est à distinguer du soja vert ou* Phaseolus mungo *dont la germination conduit au germe de soja. Le soja jaune est la graine oléoprotéagineuse la plus riche en protéines (40 %). Elle ne contient pratiquement pas d'amidon, pas de lactose, beaucoup de fibres et des lipides, notamment des acides gras essentiels linoléique et alpha-linolénique. Tel quel le soja, comme la plupart des légumineuses, n'est pas comestible, il doit être transformé pour être digeste. La fermentation est la méthode de transformation en Orient. En Occident, à partir du jus de soja « tonyu » ou « lait » de soja, on réalise un caillé frais, chauffé et pressé, le « tofu » ou « fromage » de soja riche en protéines de bonne qualité (11,5 %). Les fibres de soja (okara) ont des utilisations diététiques, de même que les lipides de soja (huile). On peut aussi fabriquer à partir du tonyu des crèmes dessert soja et à partir de la farine de soja, des « quenelles », des biscuits. Les protéines de soja sont susceptibles de couvrir les besoins quantitatifs et qualitatifs en protéines, y compris chez les nourrissons, excepté chez le nouveau-né, surtout s'il est prématuré. Elles ont des propriétés particulières et sont notamment susceptibles de réduire fortement le cholestérol plasmatique. Le soja joue un rôle également dans la prévention des cancers.*

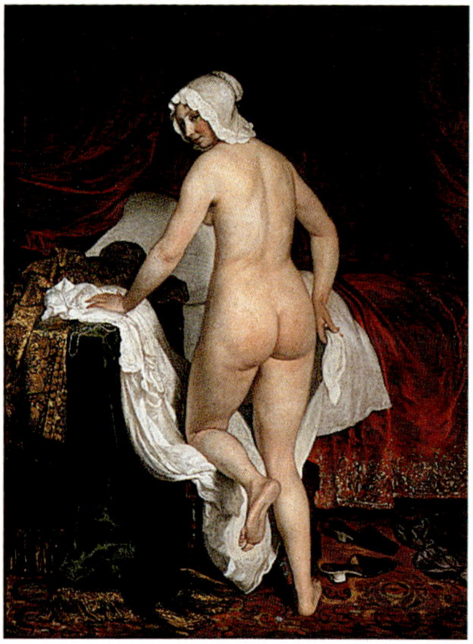

Le coucher à l'italienne,
Jacob Van Loo, XVIIe siècle.
Lyon, musée des Beaux-Arts.

Apollon,
2e moitié du Ier siècle av. J.-C.
Paris, musée du Louvre.

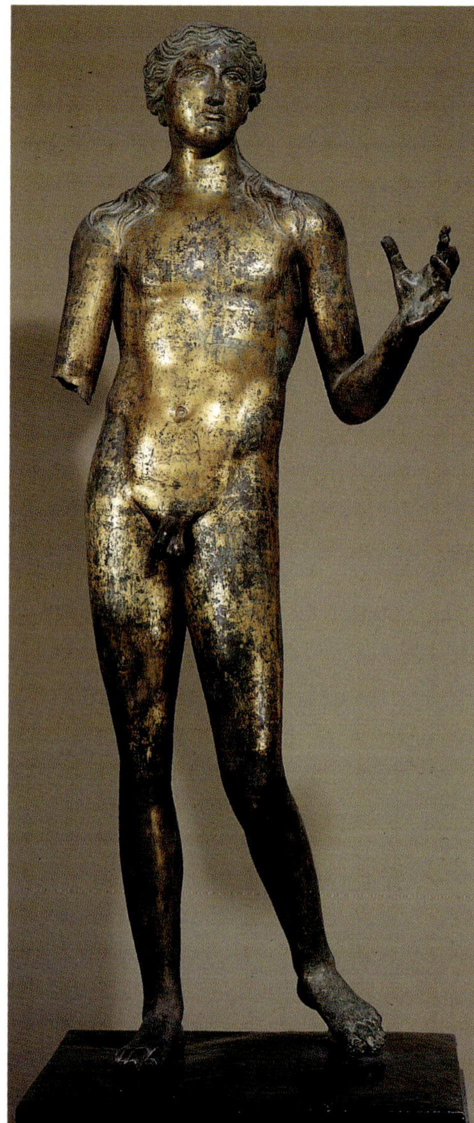

PLANCHE VIII : *ce corps qu'il faut nourrir*

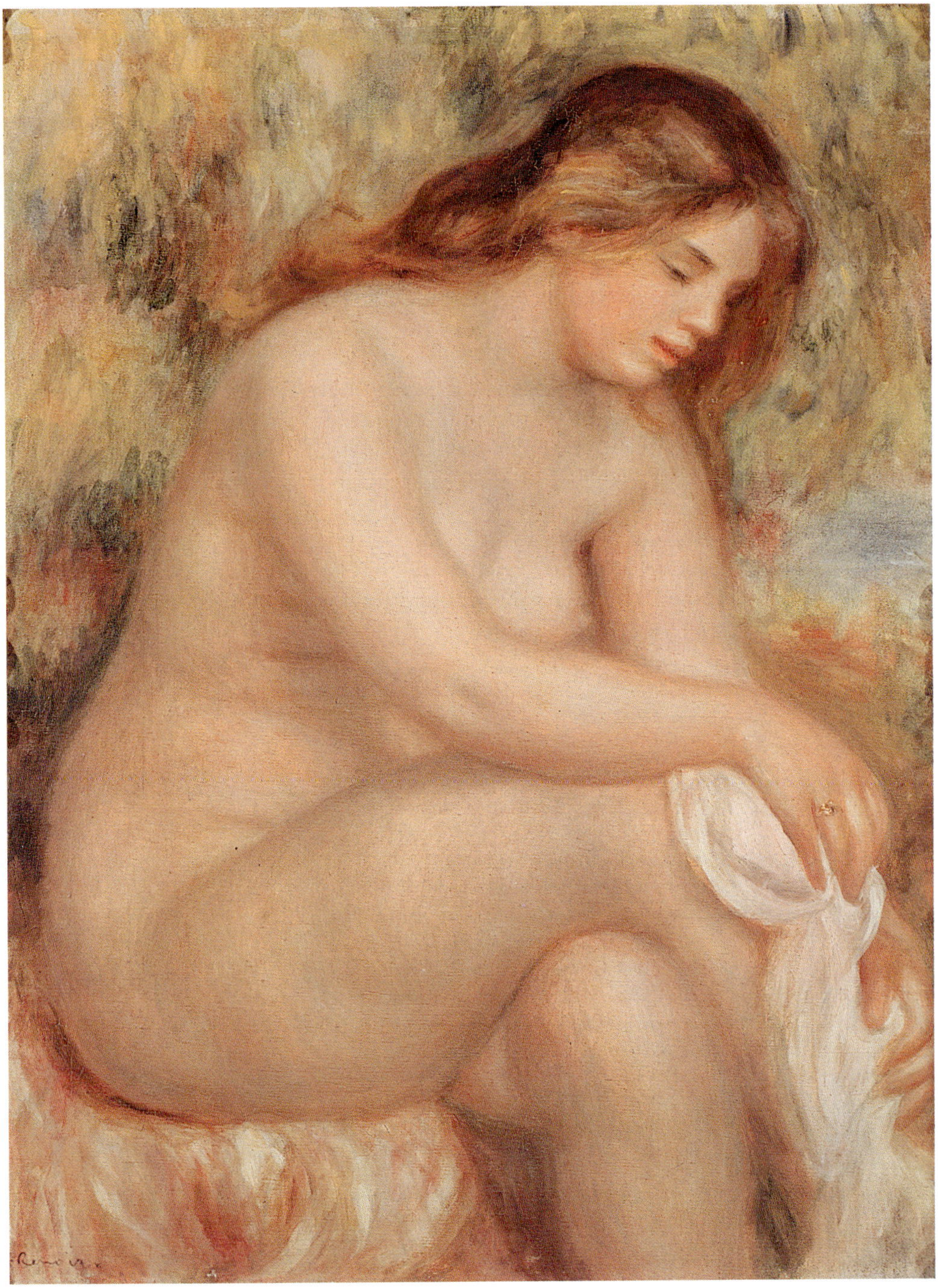

Baigneuse assise s'essuyant la jambe,
Auguste Renoir, vers 1910.
São Paulo, musée de Arte.

bons, est une bonne mesure. Attention aux régimes déséquilibrés et draconiens.

Qu'il s'agisse d'un manque psychologique ou affectif, où manger vient combler un vide, un ennui (qui n'est pas toujours une inactivité), et l'on va se remplir ; où manger vient calmer une anxiété en apportant le réconfort, effacer un stress, une contrariété, par l'apaisement que cela entraîne. Il existe une prédisposition à cette attitude puisque si l'on dispose des sandwichs et des glaces en quantité illimitée ce sont ceux qui sont les plus fragiles psychologiquement qui en mangent le plus. *« L'obésité est une maladie mentale, une maladie provoquée par les ennuis et les déconvenues. »* CYRIL CONNOLY (*The Unquiet Grave*). Est-ce pour cela que chez l'obèse particulièrement l'anxiété augmente les prises alimentaires ? Cette prise est d'ailleurs inconsciente, et si l'on signalait à certains ce qu'ils consomment dans un cocktail, ils seraient bien étonnés !

Les facteurs externes

Ils sont d'abord liés aux aliments eux-mêmes. Abondance associée à variété renouvelée sont les premiers facteurs de prise alimentaire. Pour induire une restriction alimentaire et une perte

L'édogramme

Sur le tracé supérieur apparaissent trois déglutitions et sur le tracé inférieur une série de mouvements de mastication, chez un individu au cours d'un repas test. Lorsque l'on augmente la palatabilité d'un aliment (c'est-à-dire son impact agréable en termes de plaisir) le débit d'ingestion (déglutition) augmente, la durée de mastication d'une bouchée et le nombre de mouvements de mastication par bouchée diminuent.

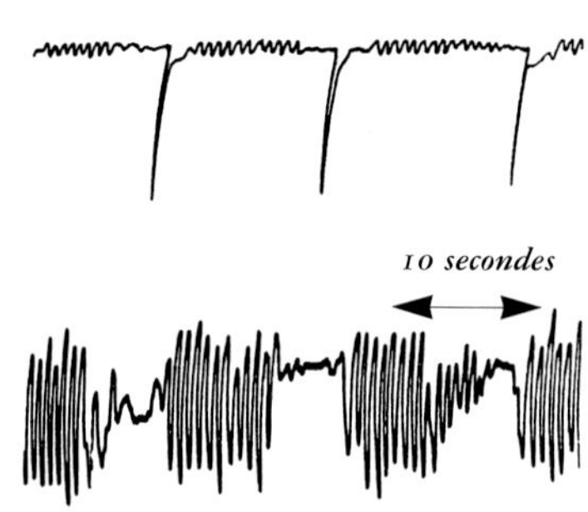

de poids il ne faut pas tant donner peu à manger, que donner une alimentation monotone, même si elle est abondante. Ce n'est cependant pas un bon régime car il engendre tristesse et carences ! Les propriétés organoleptiques des aliments sont bien sûr essentielles : certes les goûts et les couleurs ça ne se discute pas, mais il y a cependant des constantes. Les aliments les plus attirants sont les aliments gras et sucrés. Ce sont ceux qui engendrent la plus grande palatabilité (c'est-à-dire le plus d'effet psychologique sur l'individu). Le plaisir pour le sucré augmente jusqu'à un certain seuil, puis il y a dégoût. L'attirance pour le gras est renforcée par le sucré qui augmente le niveau de palatabilité du gras. Les obèses ont une préférence pour des mélanges plus sucrés surtout beaucoup plus gras que les sujets normaux. Les post-obèses (c'est-à-dire les obèses amaigris et au régime) ont une préférence pour un mélange aussi gras, mais plus sucré, que les obèses : les glaces ont cette particularité d'être des aliments

Le mythe de l'équilibre alimentaire spontané chez l'enfant

Pendant longtemps les théories nutritionnelles des pédiatres ont été basées sur une étude de Clara Davis datant de 1928-1939, aboutissant à la conclusion que spontanément les enfants se nourrissaient convenablement : d'où les conseils de libre choix, voir d'horaire à la carte. Clara Davis avait étudié 12 enfants pendant 6 mois à 4 ans 1/2, en leur proposant au choix et librement chaque jour 10 aliments de base sur un total de 34 aliments. Au terme de ce suivi, elle avait constaté une bonne couverture des besoins, sauf pour le fer, et une croissance staturo-pondérale satisfaisante. Ces résultats ont été « revisités » en 1987 par deux de ses compatriotes M. Story et J.E. Brown qui, à juste titre, ont indiqué que ces résultats ne pouvaient pas être valables pour une alimentation plus abondante, plus variée, et plus attrayante, telle que celle à laquelle les enfants sont soumis. Aujourd'hui, dans un supermarché, on rencontre non pas 34 mais plus de 5 000 références de produits alimentaires, sur 20 000 au total !

gras et sucrés mais dont l'intensité du goût sucré est masquée par le froid. Il semble que les préférences alimentaires chez les obèses soient en partie innées, c'est-à-dire sans doute en partie génétiques. Ce sont les aliments trop bons qui font manger trop : alors ne faites que des bonnes choses, pas de trop bons plats. *« C'est la nourriture trop bonne au palais qui rend obèse. »* PROVERBE HAÏTIEN.

Le second facteur externe est lié à la présence des autres. C'est d'abord un comportement d'imitation : dans un self, malgré une intention différente, le compagnon qui choisit des frites nous conduira à l'imiter. Au restaurant, au moment de choisir à la carte, un comportement d'assimilation nous fera choisir comme les autres. Pour les jeunes, cette attitude de non différence est naturellement accentuée. C'est pour l'alcool que la pression sociale est la plus forte, la plus directe, avec une incitation à boire qui s'exerce parfois comme un diktat, dans certaines circonstances ou certains milieux : boire devient indispensable pour une intégration dans le groupe, une acceptation : « Pour une fois ! », « qu'est-ce

Conseil

Les courses, comment éviter le piège de la consommation

Acheter, c'est préméditer la consommation. Voilà pourquoi on peut facilement essayer de limiter les dégâts. Plutôt que de partir au hasard et au radar, prévoyez vos achats. La meilleur façon de ne rien oublier est la liste, si vous ne la laissez pas sur la table de cuisine ! Mais comment faire sa liste ? Établissez vos menus en veillant à respecter des principes d'équilibre alimentaire. Sur place il sera encore temps de changer des citrouilles en carottes (pas en carrosses !) ! Prévoyez le renouvellement des denrées de base (sucre, farine, huile...) et celui des produits passe-partout (pâtes, riz, semoule...) ; pensez systématiquement aux produits frais qui doivent être à disposition (pain, œufs, fruits, légumes, laitages...) ; n'octroyez qu'une place réduite au superflu (biscuits sucrés et apéritifs, chips, friandises...). En un mot, faites vos courses, pas le plein ! Ne faites pas la course non plus, allez au marché et flânez, variez vos lieux d'achats, le petit commerce est bon conseiller. Dans les « hyper-super » ne prenez pas un trop grand caddie et sachez que tout est fait pour inciter : les promotions et têtes de gondoles, les changements de place des rayons et leur taille, les emplacements et le conditionnement des aliments, l'ambiance, la musique, la carte de crédit, les enfants et le mari qu'on emmène !

que t'as? », « t'es malade? », « t'es enceinte? », « c'est un ivrogne, il a bu son vin comme les autres, il est des nôtres! », disait la chanson populaire.

Voir quelqu'un manger, être en présence de quelqu'un qui mange suffit aussi à créer l'envie : c'est également pourquoi manger vite, et donc avoir fini avant les autres peut faire manger plus!

Facteurs internes et externes, la multiplication des prises alimentaires associée à une quasi-disparition des repas normaux conduit à perturber la régulation normale de la prise alimentaire avec un début et une fin. Par peur de manquer, certains Nord-Américains ne peuvent pas rester plus d'une heure sans manger, c'est le « mythe du manger perpétuel » de Matty Chiva. Lorsque le niveau de satiété n'est jamais atteint, comment savoir si l'on

L'ÉDUCATION NUTRITIONNELLE

« Il n'est donné qu'à l'homme doué d'intelligence de pouvoir passer outre à ses instincts et de prendre des aliments nocifs mais flattant son goût artificiellement éduqué. »

Paracelse.

Il n'y a pas de filiation obligatoire entre connaissance (je sais qu'il y a des graisses dans les frites et que je devrais en manger moins) et attitude ou intention (j'ai pris la décision d'en manger moins souvent), et comportement ou choix alimentaire (elles ont l'air si bonnes et tout le monde en prend, je n'en prendrai pas la prochaine fois!). C'est pourquoi pour être efficace sur les changements d'habitudes alimentaires, l'information nutritionnelle ne suffit pas. Il faut un véritable apprentissage, qui vise à se connaître et à connaître les aliments certes (« La connaissance de soi permet de concilier la fête et la santé. » M. *Apfelbaum), mais surtout à découvrir son propre fonctionnement, à développer des attitudes nouvelles et des concepts positifs par rapport à l'alimentation et par rapport à sa santé : en recherchant par exemple le plaisir de nouvelles saveurs, et de goûts simples et en découvrant la satisfaction de se faire du bien en mangeant autrement.*

La vierge au coussin vert (fragment),
Andrea Solario, 1507-1510.
Paris, musée du Louvre.

La nutrition, bienfait pour la santé

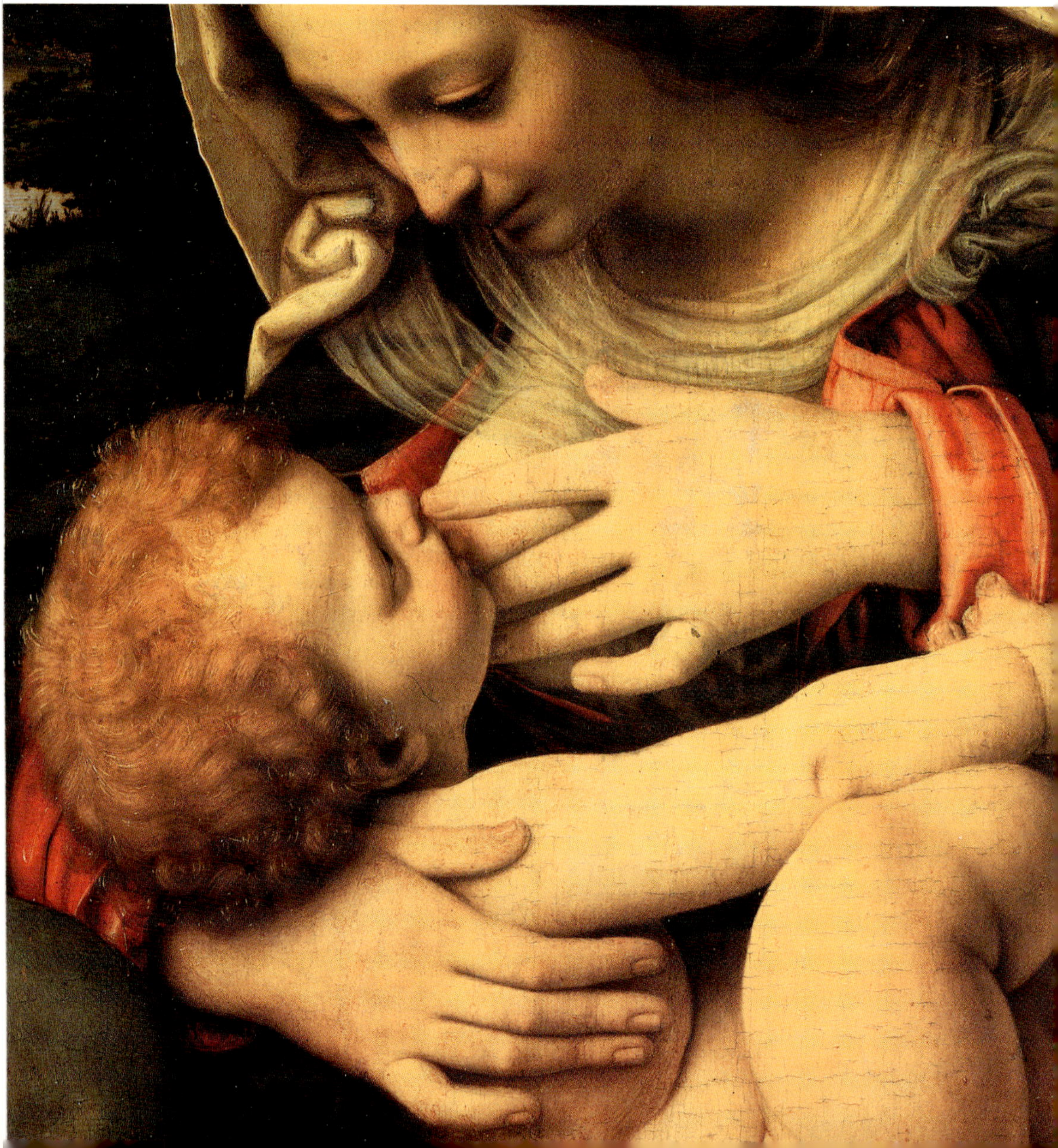

Depuis l'Antiquité, la tradition affirme l'importance de l'alimentation pour la santé : « Les premiers hommes qui se sont préoccupés de différentes manières de se nourrir ont été les premiers médecins. » Hippocrate. Le bon sens populaire l'a toujours confirmé, guettant le retour de l'appétit chez le convalescent ou l'opéré : « Quand l'appétit va, tout va. »

La science est venue à la rescousse de l'empirisme grâce à l'observation individuelle d'abord, et surtout ensuite grâce à l'émergence d'une nouvelle discipline médicale, l'épidémiologie qui consiste à étudier à partir de l'analyse de populations les facteurs impliqués dans la survenue de maladies. Ceci nécessite des moyens importants, qui ont permis aux États-Unis d'être les pionniers de cette discipline, et une organisation impeccable ce qui explique que les pays anglo-saxons, et scandinaves surtout, y excellent.

Capital santé

L'espérance de vie dans notre pays a considérablement augmenté depuis 60 ans, puisqu'en l'an 2000, elle aura augmenté de 18 ans chez les hommes (71 ans), de 22 ans chez les femmes (84 ans). Ce gain est essentiellement dû à la réduction de la mortalité infantile, du fait des progrès médicaux (dus à l'hygiène surtout) et du fait de l'amélioration du niveau de vie (progrès social). D'ailleurs en un siècle, entre 1880 et 1980, l'espérance de vie à la naissance s'est accrue de 24 ans, et l'espérance de vie à 60 ans, de trois ans seulement. Ce n'est que depuis quelques années que la durée de vie à 60 ans s'allonge nettement, puisqu'à 80 ans l'espérance de vie d'une femme est encore de 9 ans (!), grâce aux progrès médico-techniques de soins. Ce gain s'accompagne en moyenne d'une meilleure santé, mais pas toujours. Il ne s'accompagne pas en tout cas d'économies dans les dépenses de santé. Vivre plus longtemps, certes, mais si possible en y parvenant en relative bonne santé. Or la plupart des pathologies rencontrées dans notre pays, cancers, maladies cardio-vasculaires, maladies métaboliques de surcharge, mettent longtemps à apparaître car leur durée d'incubation est extrêmement longue, de plusieurs dizaines d'années. C'est parce que nous vivons plus longtemps qu'elles ont le temps d'apparaître. Ce ne sont pas des maladies nouvelles (on a observé des lésions cancéreuses sur des momies égyptiennes), mais lorsque l'espérance de vie, en 1840, était de 39 ans chez les hommes, on mourait de maladie infectieuse bien avant d'avoir eu le temps de développer une maladie dégénérative. Or notre espérance de vie serait programmée à 120 ans. Une bonne raison pour s'y préparer si l'on veut y arriver en bonne santé !

La santé en danger

C'est petit à petit que des déséquilibres s'installent avec l'âge : ainsi il est habituel d'observer dans les pays occidentaux, avec l'âge, une augmentation de la pression artérielle, du cholestérol plasmatique ou du poids (plus 15 kg en moyenne entre 20 et 60 ans) : ceci est fréquent, mais n'est pas normal. C'est la conséquence d'un dérèglement favorisé par notre mode de vie. Cela ne s'observe pas dans les populations qui ont un mode alimentaire différent, plus simple, moins riche, basé sur les céréales et les produits végétaux.

L'épidémiologie nous a appris que l'hypertension artérielle, l'hypercholestérolémie, l'obésité (et donc l'âge), mais aussi le diabète, le tabagisme, représentaient des facteurs de risque, c'est-à-dire des paramètres associés à un plus grand risque de survenue de la maladie considérée, maladie cardiovasculaire par exemple. Ce risque accru est donc une probabilité issue de données statistiques, ce n'est pas une certitude, ce qui explique les classiques exceptions : « Toute sa vie, il a fumé, il a vécu jusque 90 ans. » « Il buvait comme un trou et il n'est pas mort de cela ! »

L'épidémiologie met en œuvre plusieurs méthodes qui ont permis d'aboutir aux connaissances actuelles.

La méthode descriptive est une étude des différences géographiques dans la prévalence (fréquence à un moment donné dans une population) d'une maladie. S'il existe une différence, en dehors des biais (erreurs), liée au dénombrement des cas, cela permet de suspecter un facteur lié à l'environnement, et en particulier au mode de vie, mais il peut aussi s'agir d'un facteur génétique ou racial. Ainsi il y a beaucoup plus de cancers de l'estomac au Japon qu'aux États-Unis, d'obésité aux États-Unis qu'au Japon, de maladies cardiovasculaires en Finlande qu'au Portugal ou en Grèce, de diabète aux États-Unis qu'au Mexique, d'infarctus du myocarde à Belfast qu'à Toulouse, de cancers de l'œsophage dans le Calvados que dans le reste de l'Europe. La méthode descriptive peut être aussi historique, avec

Paradoxe français

Le paradoxe français défraie la chronique de la presse depuis quelques années. Or aujourd'hui on sait qu'il n'est pas paradoxal et en outre qu'il n'est pas français ! De quoi s'agit-il ? Avec un cholestérol total relativement élevé dans la population française, aussi élevé que celui des pays scandinaves ou anglosaxons, et malgré des apports en acides gras saturés et en cholestérol alimentaire élevés, la mortalité cardio-vasculaire des sujets de moins de 65 ans en France est une des plus basses des pays occidentaux et se situe un peu au-dessus de celle de la Chine ou du Japon. Ceci n'est pas dû à une différence pour les autres facteurs de risque classiques. Ce constat n'est plus paradoxal car l'on sait à quoi il est dû : simplement au fait qu'il existe des facteurs nutritionnels protecteurs expliquant que la prévalence de maladies cardiovasculaires n'est pas au niveau où on l'attendrait, et confirmant que tout ne peut pas être résumé au cholestérol plasmatique et aux acides gras saturés alimentaires. Quels sont ces facteurs protecteurs ? D'abord une consommation élevée de fruits et de légumes variés, de vin, d'ail et d'oignon, d'épices et d'herbes aromatiques (sauge, thym...), d'huile d'olive vierge et très accessoirement de graisses de volaille dans le Sud de la France. On peut également faire intervenir le maintien des rythmes alimentaires en trois temps dans notre pays, le plus faible apport en acides gras trans et la moindre prévalence de l'obésité qu'aux USA. Bref un ensemble de facteurs protecteurs. Mais il n'est pas français, donc pas national, mais régional car lorsque l'on étudie des régions voisines des nôtres, mais étrangères, en Belgique, Espagne, Allemagne, les faits sont les mêmes, cocorico n'en déplaise !

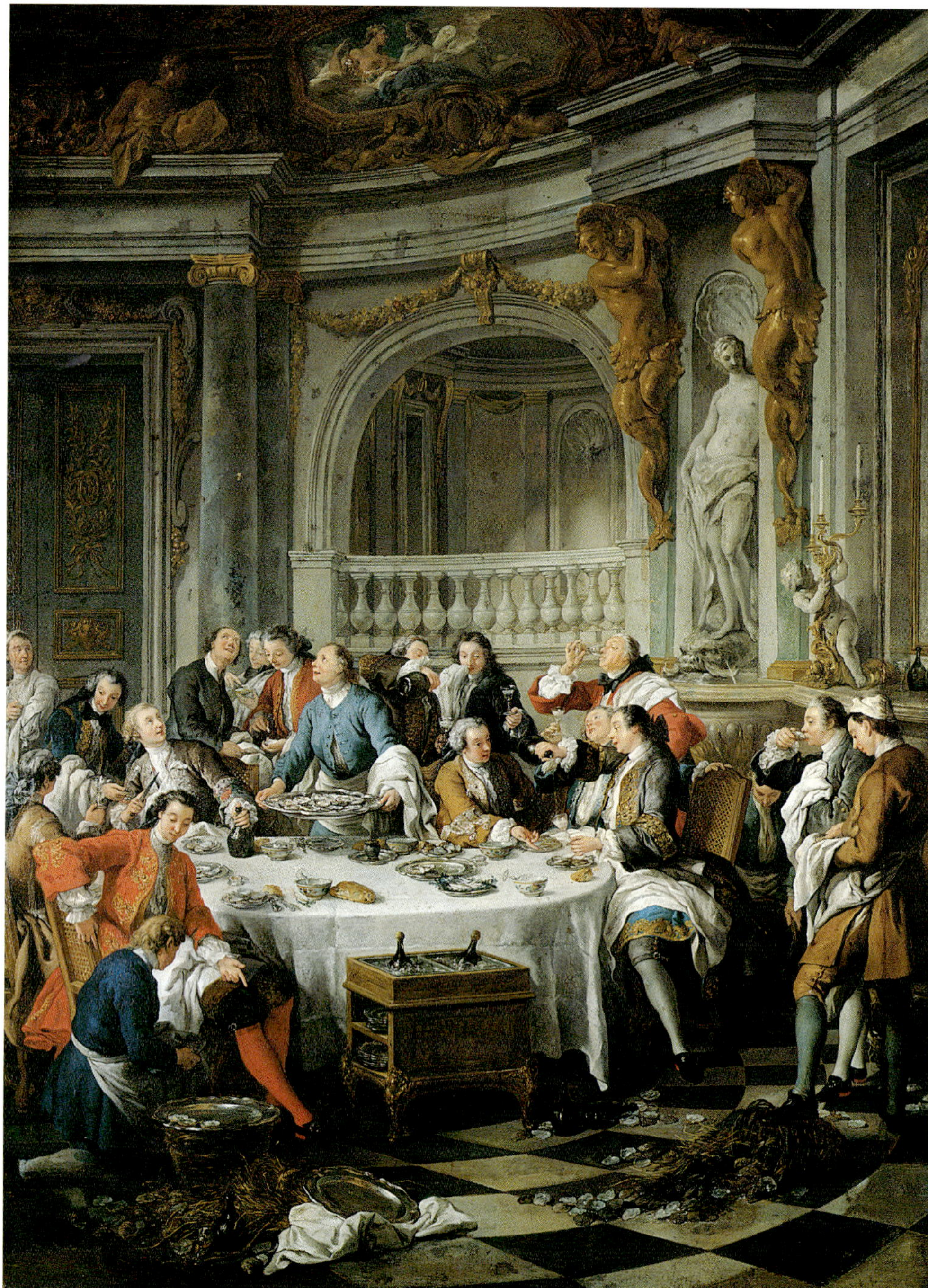

Le Déjeuner d'huîtres,
Jean-François de Troy, 1735.
Chantilly, musée Condé.

PLANCHE IX : *ripailles*

« La fête marque une période de délivrance où l'homme peut jouir sans contrainte et sans danger des biens de la terre. Mais en réalité il y a plus : la joie qui accompagne le temps sacré qu'est la fête n'est pas seulement licite, elle est obligatoire, elle est rituelle. C'est le temps où l'homme doit se réjouir. »

J. CLAUDIAN *et* J. TRÉMOLIÈRES

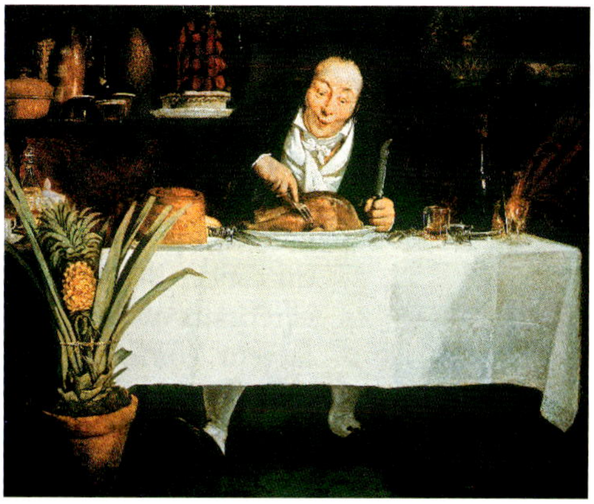

Le Gourmand,
Louis-Léopold Boilly, XVIIIe-XIXe siècle.
Ancienne collection Brame et Lorenceau.

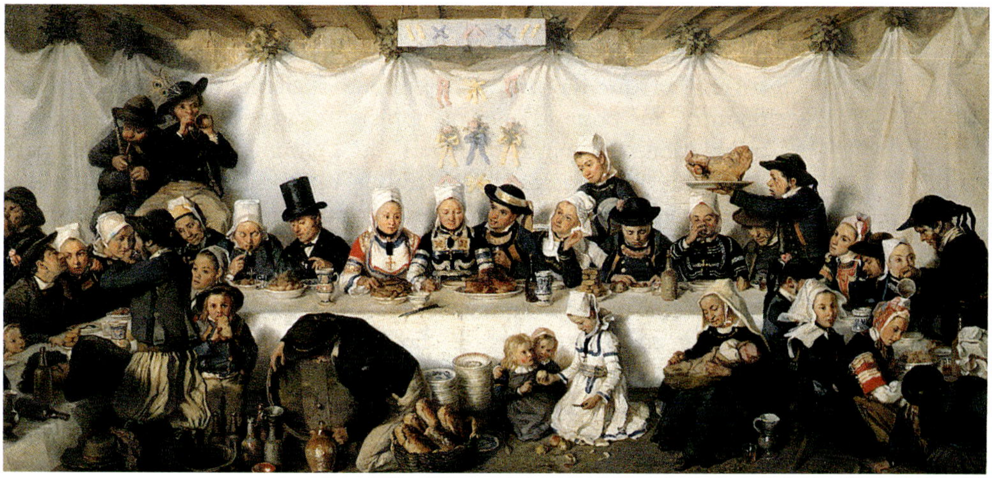

Les Noces de Corentin Le Guerveur et d'Anne-Marie Kerinvel,
1880. Quimper, musée des Beaux-Arts.

L'étude des populations isolées est aussi un modèle, puisqu'il s'agit d'analyser des groupes ne différant que par un point, le mode de vie. Ainsi les Américains adventistes ont beaucoup moins de cancers (côlon, sein, endomètre, prostate), or à part une alimentation végétarienne et l'absence de consommation d'alcool et de tabac, ils ont autant de grosses voitures et vivent dans des villes avec autant de gratte-ciel que les autres Américains ! Dans les populations insulaires du Pacifique, le diabète n'est apparu que lorsque l'alimentation s'est occidentalisée. On peut également comparer des groupes isolés qui, entre eux, ne diffèrent que par le mode alimentaire : les moines trappistes ont un cholestérol moyen de 2,01 g/l comparativement aux moines bénédictins pour qui il est de 2,51 gr/l, les premiers ayant un régime lacto-végétarien, les seconds, un régime omnivore carné.

Lorsqu'une différence liée au mode de vie, et en particulier à l'alimentation est suspectée, on peut réaliser des études cas-témoins, consistant à comparer le mode alimentaire de sujets ayant la maladie étudiée (cancer, infarctus, obésité...) et celui d'un groupe témoin indemne de cette affection. Lorsqu'une différence apparaît dans l'alimentation, c'est une forte présomption du rôle du facteur alimentaire, mais ce n'est pas une certitude, et l'inverse lorsqu'il n'y a pas de différence. Ainsi des études cas-témoins ont pu montrer que les sujets ayant un cancer du côlon consommaient davantage de viande de bœuf, moins de fibres végétales, que les sujets n'ayant pas de cancer du côlon. Mais les biais existent, notamment liés au fait que les sujets qui ont une maladie modifient leur mode alimentaire, soit par crainte d'une récidive ou d'une aggravation, soit du fait de la maladie elle-

Noix, noisettes, amandes

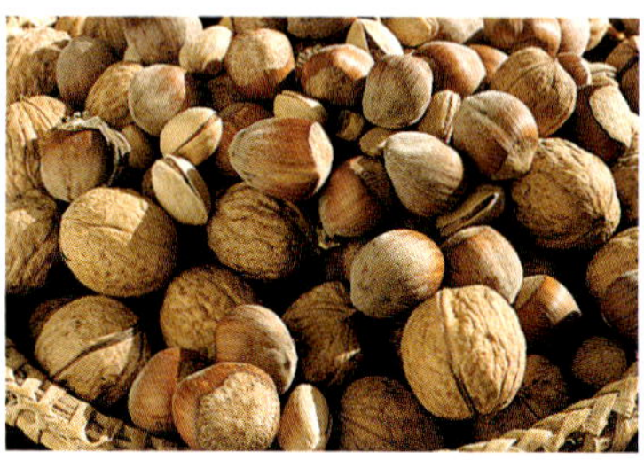

Considérés uniquement sous un angle négatif du fait de leur richesse en lipides, ces aliments ont pourtant des propriétés intéressantes. Sources de protéines, de magnésium et de calcium, ils peuvent contribuer à l'équilibre alimentaire. Leurs protéines sont riches en arginine (acide aminé), capable de moduler l'activité des récepteurs au cholestérol LDL (et donc de réduire le cholestérol), mais également précurseur d'un médiateur, l'oxyde nitrique (NO) chargé de la relaxation des vaisseaux. Leurs lipides sont riches en acides gras mono et poly-insaturés susceptibles d'abaisser le cholestérol, d'autant qu'ils ne contiennent pas de cholestérol alimentaire. Les fibres et les phytostérols peuvent aussi jouer ce rôle. Les noisettes contiennent de l'acide alpha-linolénique, acide gras essentiel bénéfique pour l'agrégation plaquettaire et donc la thrombose. Ces fruits oléagineux contiennent beaucoup de vitamine E, tocophérols et tocotriénols aux effets anti-oxydants.

même (anorexie due au cancer...). D'autre part, ces affections se préparant longtemps à l'avance, du fait de la lenteur de leur installation, c'est le mode alimentaire initial, 20 ou 30 ans auparavant qu'il aurait fallu analyser.

C'est pourquoi une autre méthode épidémiologique a été mise au point, celle des études prospectives : celles-ci sont beaucoup plus lourdes et coûteuses à mettre en œuvre car elles nécessitent de très grandes cohortes. On enregistre le mode alimentaire de milliers de sujets dont on recense à 5, 10, 20, 30 ans l'incidence (nombre de nouveaux cas) de la maladie étudiée : la comparaison du mode alimentaire initial (et éventuellement tout au long de l'étude), entre les sujets qui auront la pathologie (ou en seront décédés) et ceux qui ne l'auront pas, permet de mettre en évidence des facteurs alimentaires. À Framingham, petite ville des États-Unis, cette analyse est effectuée depuis 1946 et a permis de mettre en évidence le rôle du cholestérol, de l'hypertension, et du tabagisme dans la survenue des maladies cardiovasculaires. À Paris, l'étude prospective parisienne chez les policiers a prouvé le rôle de l'obésité abdominale (du ventre) dans la survenue de l'infarctus du myocarde.

Enfin les études d'intervention sont des études qui devraient permettre de confirmer le rôle de certains facteurs dans la survenue de pathologies : en modifiant un ou plusieurs éléments de l'alimentation d'un groupe de sujets, comparativement à un groupe témoin, on étudie les différences éventuelles de morbidité (maladie) ou de mortalité (décès). Par exemple, un supplément de poisson a permis de réduire la fréquence de récidives d'infarctus du myocarde ; un supplément en aliments riches en bétacarotène permet de réduire la survenue de cancer de l'œsophage chez les sujets à risques. Une des limites est liée au fait que changer un ou plusieurs nutriments ou un aliment peut ne pas suffire, c'est l'alimentation dans son ensemble qui compte. Serge Renaud (Étude de Lyon) a pu ainsi réduire considérablement le risque de récidive d'infarctus du myocarde en proposant une alimentation méditerranéenne crétoise. D'autres difficultés peuvent survenir si le groupe témoin modifie son mode alimentaire. Enfin, s'il est plus aisé de réaliser une prévention secondaire (récidive de maladie) il faut des effectifs considérables et des changements importants sur de très longues années pour une prévention primaire du cancer par exemple. Et puis la somme de données en faveur du rôle de l'alimentation rend aujourd'hui peu acceptable sur le plan éthique certaines études d'intervention avec le groupe témoin...

C'est la synthèse de ces milliers d'études qui permet d'aboutir aux données qui seront exposées plus loin.

La maladie en question

Plus la connaissance médicale se complexifie, plus il est possible de simplifier les mécanismes à l'origine des maladies... Trois mécanismes peuvent être considérés : la maladie est la conséquence d'une autre pathologie (exemple : l'excès de cholestérol lié à une hypothyroïdie, l'hypertension artérielle due à une maladie rénale) : c'est le champ médical classique sortant ici de nos préoccupations ; la maladie est exclusivement la conséquence d'une anomalie génétique caractérisée, monofactorielle (exemple : l'hypercholestérolémie par défaut des récepteurs aux LDL, le cancer du côlon de la polypose colique familiale) ; enfin la maladie survient du fait essentiel de facteurs d'environnement et notamment alimentaires (exemple : le cancer de l'œsophage chez les fumeurs buveurs, l'obésité par hyperphagie) ; en réalité, elle est souvent également la conséquence de la rencontre d'une prédisposition génétique (affection polygénique ou non) qui ne s'exprime qu'à la faveur de facteurs extérieurs déclenchants.

L'obésité et le diabète

L'obésité est indéniablement favorisée par des facteurs génétiques : on sait que s'il existe deux parents obèses, 60 à 80 % des enfants sont obèses, s'il n'y a qu'un parent, le risque est de 40 %, s'il n'y en a aucun, il est de 15 %. Mais l'hérédité de table peut également survenir dans ce contexte. On sait par ailleurs que dans un couple où il n'y a pas de facteurs génétiques, il y a plus souvent concordance de poids en cas de surpoids. Mais qui se ressemble s'assemble ! Par contre les études chez les jumeaux ont bien montré qu'il y avait davantage de concordance de poids entre jumeaux monozygotes (vrais) que entre jumeaux dizygotes (faux). De même les enfants adoptés ont un poids qui est plus proche de celui de leurs parents adoptifs, mais cette étude concerne des sujets adoptés adultes, et donc ayant quitté leur milieu familial ce qui fausse un peu les résultats. Cependant, l'on sait aussi que les animaux domestiques des obèses sont plus gros que ceux des sujets non obèses ! Il n'y a pas là d'hérédité chromosomique ! Mais si le comportement alimentaire est fondamental dans le déclenchement de l'obésité, certains comportements aggravants seraient eux-mêmes sous influence génétique : la tendance à la réduction d'activité physique serait innée, au début du moins ; de même les préférences alimentaires avec des attirances spécifiques pour le gras, sucré.

LE POISSON, ALIMENT SANTÉ

L'intérêt du poisson sur le plan nutritionnel tient, d'une part, à sa faible teneur en lipides et, d'autre part, à la nature de certains de ses acides gras (oméga 3, EPA et DHA). C'est sans doute ce qui explique son utilité dans la prévention cardiovasculaire.
Dès les années 1960, on avait observé que les Eskimos consommant beaucoup de poissons et d'animaux marins ne mouraient pratiquement jamais d'infarctus du myocarde. En 1985, une étude hollandaise montre que les sujets consommant deux fois par semaine du poisson (maigre pour les 2/3) ont deux fois moins d'infarctus du myocarde que ceux qui n'en consomment pas, au bout de vingt ans de surveillance.
En 1987 une étude montre par contre, en Norvège, la situation inverse chez les pêcheurs de la côte consommant plus de poisson que les habitants de l'intérieur. Mais l'étude indique que les habitudes de consommation de poisson sont associées à un apport élevé en acides gras saturés (graisses de cuisson). En 1995, cinq études apportent d'autres informations.
L'étude prospective de Chicago après trente ans de suivi montre que le risque de mortalité coronarienne est réduit de 1/3 chez ceux qui consomment deux plats de poisson par semaine par rapport aux non consommateurs, et la mortalité globale est aussi réduite chez les consommateurs de poisson.
Deux autres études, l'une chez 22 000 médecins suivis quatre ans et l'autre chez 45 000 dentistes suivis six ans, ont montré qu'il n'y avait pas de bénéfice supplémentaire à consommer plus d'une fois par semaine du poisson.
Une autre étude a montré dans une comparaison cas-témoin que la consommation d'un plat de poisson gras par semaine était associée à une réduction de 50 % du risque d'arrêt cardiaque. La dernière étude a montré que les mangeurs de poisson contenant du mercure n'étaient pas protégés, au contraire !
Moralité, la tradition nous enseignait de consommer du poisson le vendredi, la sagesse peut nous conduire à en manger une fois de plus mais pas plus, la prudence nous incite à éviter le poisson pollué.

Viennent ensuite les facteurs physiopathologiques d'auto-aggravation de l'affection avec, chez l'obèse, une augmentation à la fois de l'oxydation et du stockage des lipides. Tout ceci explique que les obèses ne soient pas tous de gros mangeurs, ou de plus gros mangeurs que les autres : en réalité, souvent au début de leur maladie ils ignorent en partie ce qu'ils mangent, tandis que plus tardivement ils réduisent leurs apports. Ils sont seulement trop gros mangeurs par rapport à eux-mêmes (leur métabolisme). C'est le concept bien annoncé par M. Apfelbaum des « mangeurs inégaux ». Outre la gêne physique et psychologique qu'elle engendre, l'obésité entraîne aussi une augmentation du risque cardiovasculaire, surtout lorsqu'elle est abdominale. *« La mort soudaine est plus fréquente chez l'obèse que chez le maigre. »* HIPPOCRATE, *400 avant J.-C.* Le diabète dans sa forme la plus

Le métabolisme du cholestérol

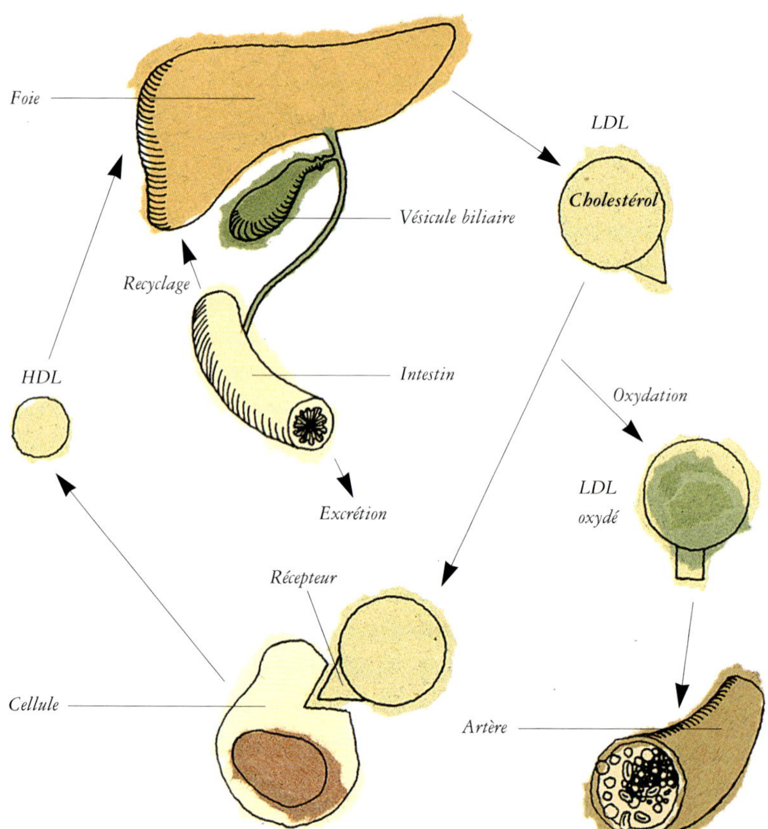

Le cholestérol transporté par les LDL peut devenir dangereux (mauvais) lorsqu'il est en excès (soit du fait d'un manque de liaison avec le récepteur génétique, soit du fait d'un excès d'acides gras saturés dans l'alimentation), et lorsqu'il n'y a pas assez d'antioxydants. Il se dépose alors sur les artères. Le cholestérol transporté par les HDL s'oppose à cet effet.

courante, non insulino-dépendant, est presque toujours associé à un excès de poids, qui est l'élément indispensable, mais non suffisant pour que le diabète survienne : il faut que cette surcharge soit abdominale (androïde), se situant au niveau du haut du ventre, « l'estomac », et correspondant à un excès de graisse viscérale (intra abdominale) ; mais il faut également qu'un facteur génétique intervienne en déterminant le poids au-dessus duquel le diabète apparaît.

Les maladies cardiovasculaires

Les maladies cardiovasculaires représentent un ensemble complexe et hétérogène. La plupart d'entre elles sont la conséquence de deux affections, l'athérosclérose et l'hypertension artérielle, elle-même favorisant la première au niveau cérébral. En effet, l'athérosclérose ou épaississement de la paroi artérielle peut survenir principalement au niveau des artères coronaires (du myocarde), des artères cérébrales, des artères des membres inférieures (artérite), localisations favorisées davantage et respectivement par l'hypercholestérolémie ; le tabac, le diabète et l'hypertension artérielle ; le tabac et le diabète.

Les maladies cardiovasculaires représentent aujourd'hui 34 % des causes de décès en France ; 175 000 événements coronariens surviennent chaque année, soit plus de 500 par jour, 1/5 entraînant le décès du sujet ; 150 000 personnes sont victimes d'un accident vasculaire cérébral et 1/3 en décèdent. L'athérosclérose entraîne un rétrécissement de la lumière artérielle (calibre interne) et donc, en cas d'effort, une diminution du débit et de l'oxygénation tissulaire : l'organe ou le muscle souffre, c'est l'angine de poitrine. Sur cette artère malade peut survenir

L'ail et l'oignon, l'empirisme réhabilité

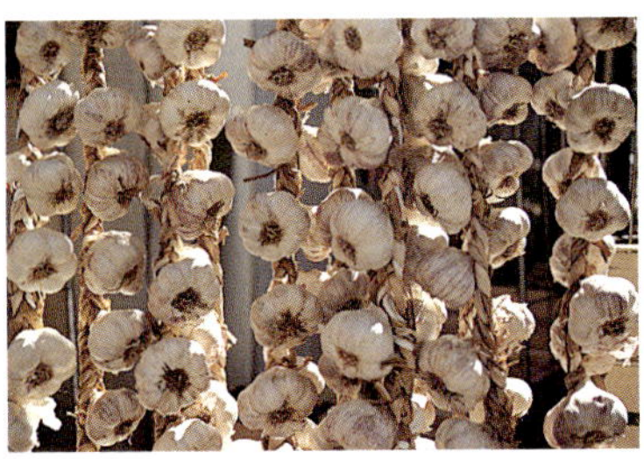

La tradition populaire affirme que l'ail et l'oignon sont bénéfiques pour le système cardiovasculaire. C'est le mérite de la science d'en avoir découvert l'explication. Certains composants de l'ail et de l'oignon sont responsables de l'effet anti-agrégant plaquettaire (et donc de l'effet anti-thrombose). L'ail augmente l'activité fibrinolytique et donc la lyse (disparition) du caillot. Les effets hypolipémiants, particulièrement après le repas, de l'ail et de l'oignon sont bien documentés et semblent intervenir en inhibant l'enzyme de la synthèse du cholestérol. D'autres composants, l'inuline, les oligofructoses et les phytostérols peuvent également contribuer à cet effet hypolipémiant. Enfin les polyphénols (dont l'acide caféique) et le sélénium qu'ils contiennent, leur confèrent une activité anti-oxydante.

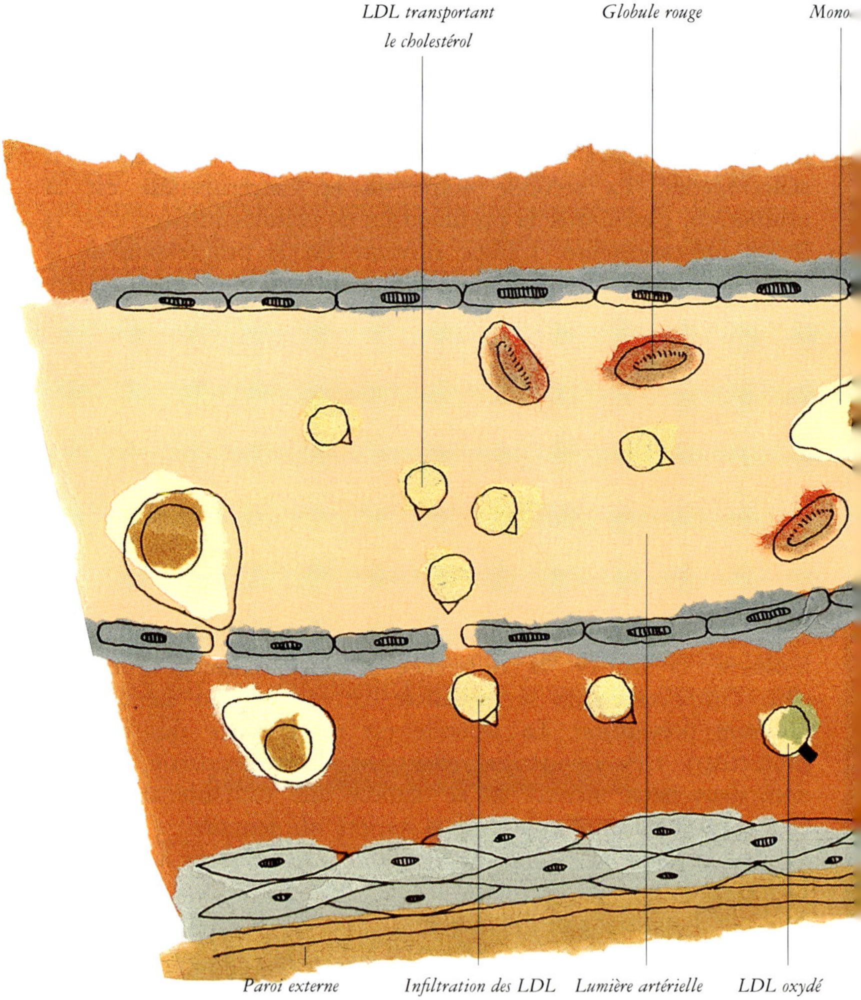

Les étapes de l'athérosclérose
et de la thrombose

(1) *Strie lipidique* (2) *Plaque d'athérome débutante* (3) *Athérosclérose* (4) *Thrombose (caillot)*

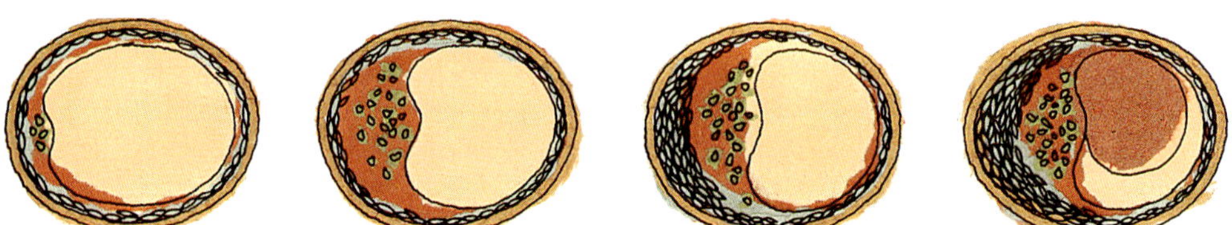

PLANCHE X : *les mécanismes de l'athérosclérose et de la thrombose*

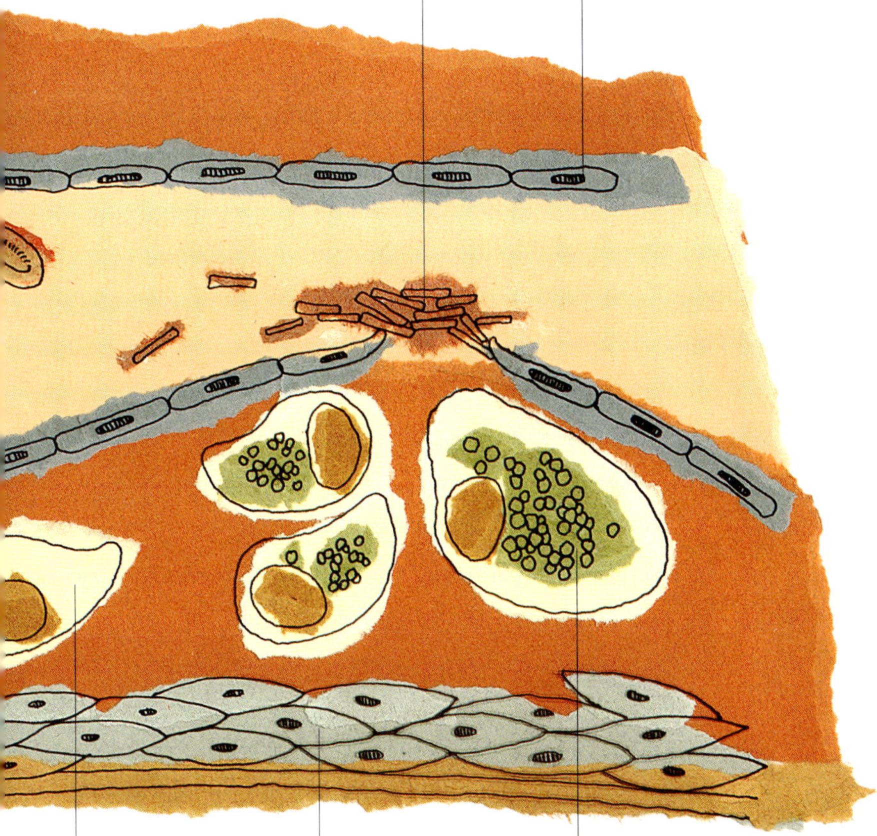

Artère athéroscléreuse

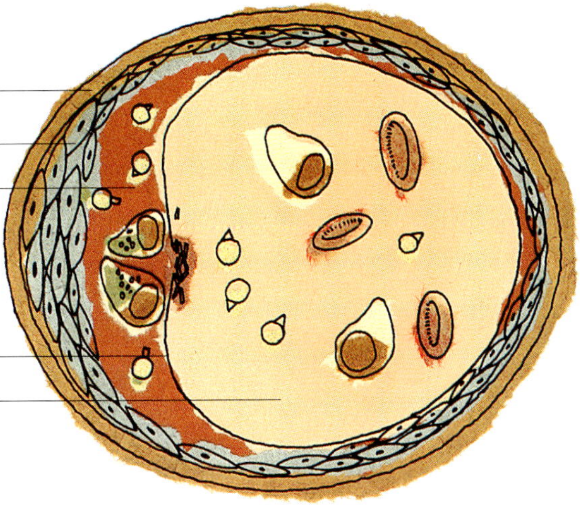

Et un proverbe anglais affirme : « Quel que soit le père de la maladie, un mauvais régime en fut la mère. » Les facteurs alimentaires dominent donc.

La prise de poids

Pour l'obésité, ce sont surtout les lipides qui sont en cause, pour plusieurs raisons. D'abord parce qu'ils fournissent plus

Les facteurs protecteurs

De l'athérosclérose

Diminution du cholestérol LDL
- Acides gras monoinsaturés : oléagineux, huile d'olive, autres huiles
- Acides gras polyinsaturés : oléagineux, huile de tournesol, autres huiles
- Fibres végétales : son d'avoine (flocons d'avoine), inuline (chicorée, légumes)
- Phytostérols : oléagineux, ail, oignon,
- Protéines végétales : soja

Augmentation du cholestérol HDL
- Activité physique
- Acides gras monoinsaturés
- Alcool

Effet anti-oxydant
- Vitamine E
  Tocophérols : germes de céréales, oléagineux, soja, huiles végétales
  Tocotriénols : graisse concrète (palme)
- Bétacarotène : fruits et légumes
- Caroténoïdes : fruits et légumes, lycopène (tomates)
- Vitamine C : fruits et légumes
- Polyphénols : huiles non raffinées, fruits et légumes, thé, café, vin, céréales, herbes aromatiques
  légumineuses, oléagineux, épices, ail, oignon
- Fibres végétales : lignine (légumes), acide phytique (céréales, légumineuses)
- Sélénium : poisson, ail, oignon

Effet relaxant vasculaire
- Arginine : noix, noisettes, légumineuses

De la thrombose

Diminution du risque de thrombose
- Acides gras oméga 3
  Alpha-linolénique : huiles de colza, soja, noix, germes de blé, fruits et légumes, germes de céréales,
  noix et noisettes, gibier
  EPA et DHA : algues, poisson
- BM1 : poisson (maquereau)
- Calcium : produits laitiers
- Alcool : boissons alcooliques
- Acides gras monoinsaturés : huile d'olive, autres huiles et corps gras
- Vitamine E : huile végétale
- Allicine : ail, oignon

Favorise la fibrinolyse (dissolution du caillot)
- Ail, oignon, alcool

Des cancers

- Bétacarotène : fruits et légumes
- Caroténoïdes : fruits et légumes
- Vitamine C : fruits et légumes
- Vitamine B9 : fruits et légumes, foie, levure
- Vitamine D : produits laitiers, beurre
- Fibres végétales : céréales complètes, légumineuses
- Sulfure d'allyle : ail, oignon
- Polyphénols : flavonoïdes (isoflavones), anthocyanes, tanins ; légumes, fruits, thé, café, céréales, miel, légumineuses
- Indols et composés soufrés : choux et crucifères
- Acide alpha-linolénique : huiles de colza, soja, noix, germes de blé
- Calcium : produits laitiers, yaourt

d'énergie pour 100 grammes que les autres nutriments (9 kcal); ensuite parce qu'ils entraînent une moindre thermogenèse d'alimentation pour leur stockage que les autres nutriments; d'autre part, un excès de lipides est orienté vers le stockage contrairement à un excès de glucides (dans les pays où l'apport en glucides est faible et l'apport en lipides élevé, il y a davantage d'obésité); la régulation de la prise alimentaire est moins bonne que celles des glucides car ils entraînent une moindre satiété que les glucides (chez l'obèse leur excès n'est pas compensé par une réduction des prises alimentaires suivantes); enfin ce sont les aliments ayant la plus forte palatabilité (c'est-à-dire entraînant un plus grand impact psycho-affectif) surtout s'ils sont gras et... sucrés. De plus en plus cependant, on pense que l'excès de protéines, dans l'enfance notamment, contribue à la prise de poids chez l'enfant.

Dans la survenue de l'obésité, d'autres facteurs alimentaires sont en cause, en particulier les rythmes alimentaires (grignotage, petit déjeuner sauté le matin, le midi ou le repas du soir trop gros et trop tardif), et enfin l'activité physique. Cependant il faut distinguer la phase dynamique de l'obésité (période de la prise de poids) et la phase statique (période de stabilité) : c'est dans la première que la différence quantitative est la plus importante par rapport aux non-obèses, tandis que dans la seconde ce sont davantage des différences de rythmes. De même la survenue du diabète est corrélée à l'apport en graisses, et non pas à celui de glucides, et bien sûr à l'obésité et à la sédentarité.

L'athérosclérose

L'athérosclérose est indéniablement liée à un excès de graisses saturées (excepté l'acide stéarique), surtout s'il est associé à un excès de cholestérol alimentaire. L'apport en acides gras saturés entraîne une élévation du cholestérol LDL; les acides gras insaturés trans (obtenus dans certaines margarines et graisses végétales industrielles hydrogénées) ont le même effet, mais en plus ils abaissent le cholestérol HDL (protecteur). Les acides gras

Le cas de l'alcool

L'effet de l'alcool et des boissons alcooliques est un peu particulier : à petite dose, il peut avoir un effet favorable en augmentant le cholestérol HDL, en ayant un effet antioxydant (vin surtout), en diminuant l'agrégation plaquettaire (thrombose) et en augmentant la fibrinolyse (dissolution du caillot), c'est pourquoi sa consommation modérée est associée à une diminution du risque coronarien. Mais il augmente la pression artérielle, le risque de troubles du rythme, le poids, et chez les personnes prédisposées les triglycérides (graisses sanguines), le risque de diabète, de sorte que l'alcool est déconseillé chez certaines personnes à risque. Enfin au-delà de deux à quatre verres par jour, sa consommation est associée à un accroissement de la mortalité cérébrovasculaire et totale.

mono-insaturés et les acides gras polyinsaturés abaissent le cholestérol LDL. Les phytostérols, certaines fibres alimentaires végétales, les protéines de soja ont également des effets hypocholestérolémiants. Les facteurs protecteurs sont fondamentaux lorsqu'ils s'opposent à l'oxydation des LDL, étape indispensable de la maladie : c'est le rôle joué par la vitamine E (tocophérol et tocotriénol), le bétacarotène et les caroténoides (lycophène, lutéine...), la vitamine C, les polyphénols (flavonoïdes, comme la quercitine, anthocyanes, tanins), le sélénium, certaines fibres alimentaires ou apparentées (lignine, acide phytique...). La thrombose est favorisée par des facteurs alimentaires : les graisses saturées non laitières (y compris l'acide stéarique), le déséquilibre en acides gras essentiels (insuffisance en acide alpha-linolénique). Les éléments protecteurs sont les acides gras oméga 3 (acide alpha-linolénique et EPA), les acides gras monoinsaturés, le calcium, l'alcool, le poisson, l'oignon, l'ail. On pense enfin que des facteurs nutritionnels tels que l'arginine (acide aminé présent en grande quantité dans les légumineuses, les noix, les noisettes) agissent enfin sur un médiateur, le NO, impliqué dans la relaxation (la dilatation) de l'artère.

La cancérogenèse

Les cancers ne sont pas tous influencés par des facteurs d'environnement, mais l'on estime que les facteurs alimentaires, l'alcool et le tabac contribuent pour 70 % à la survenue des cancers : les autres facteurs sont la génétique, les rayonnements (RX, UV, RI...), les facteurs professionnels (pesticides, goudrons...), les facteurs hormonaux (dont une part est sous l'influence de facteurs nutritionnels) ou inconnus. Parmi les facteurs favorisants, la consommation de graisses est associée à la survenue de cancers, surtout le cancer du côlon. La corrélation a été également établie pour les graisses animales, et très nettement pour la viande rouge. On ne sait pas exactement quels en sont les mécanismes : l'effet direct de l'apport quantitatif en graisses; l'effet plus spécifique des graisses saturées (contenues dans les viandes mais aussi ailleurs) ; l'excès d'acide linoléique dont on sait qu'il a aussi un effet défavorable (en excès) ; la proportion de lipides dans la ration et donc le faible apport en fibres et en produits végétaux des gros consommateurs de lipides et de viande ; ou un effet indirect lié à l'obésité et aux modifications hormonales induites dans le tissu adipeux (en effet les androgènes sont transformés en œstrogènes qui sont des promoteurs). Lorsque l'obésité est abdominale, elle entraîne un excès d'androgènes. L'obésité (surtout abdominale) est d'ailleurs associée au risque de cancer du sein, de l'abdomen, de la prostate. Les facteurs hormonaux sont impliqués dans les cancers du sein, de l'endomètre, de l'ovaire, de la prostate.

En ce qui concerne la viande, le mode de cuisson joue peut être un rôle majeur, car les modes de cuisson habituels (grillés, rôtis, poêlés, fumés, au barbecue) engendrent la production de produits de pyrolyse dont les amines hétérocycliques hautement cancérogènes par effet mutagène. Il en est de même pour la cuisson des autres aliments d'origine animale (poisson, fromage), dès lors qu'elle produit des parties trop cuites, brûlées. La consommation d'aliments très salés, conservés dans la saumure, et fumés, entraîne la formation de dérivés nitrosés se transformant en nitrosamines ayant un effet mutagène, et impliqués dans les cancers des voies aérodigestives supérieures (pharynx, œsophage) et de l'estomac. L'alcool n'est pas directement cancérogène, par effet mutagène, mais c'est un co-cancérogène, dans la mesure où il favorise l'effet mutagène d'autres composés, et dans la mesure où il a un rôle de promotion cellulaire. Il est surtout impliqué dans les cancers des voies aérodigestives supérieures (en synergie avec le tabac) et dans les cancers du sein, et dans une moindre mesure de l'ovaire, du rectum, du foie, du pancréas.

Les facteurs protecteurs nutritionnels sont considérables : en premier les vitamines ; la vitamine A, le bétacarotène ont un effet de protection des épithéliums, et les caroténoïdes, comme le lycopène contenu en grande quantité dans les tomates, jouent un rôle antioxydant (une étude récente indique que la consommation de lycopène est associée à une faible incidence de cancers de la prostate) ; de même que la vitamine E, et surtout la vitamine C qui a en outre un effet d'inhibition de la formation des nitrosamines. Plus de 60 études ont montré une réduction de 30 à 50 % du risque de cancer avec un apport élevé de vitamine C et d'aliments sources de vitamine C. La vitamine B9 est un protecteur cellulaire anti-prolifératif, de même que la vitamine D. Les fibres alimentaires sont impliquées dans la protection du cancer du côlon par la production d'acides gras volatils, par la diminution des acides biliaires secondaires cancérogènes, par l'acidité du pH intestinal (associé à un apport en calcium), par l'action de la flore sur des enzymes intestinales.

Certains végétaux contiennent des phyto-œstrogènes (isoflavones) susceptibles d'entrer en compétition avec les œstrogènes endogènes et pourraient avoir donc un effet favorable vis-à-vis des cancers hormono-dépendants. Les polyphénols et en particulier les flavonoïdes peuvent agir à tous les stades de la cancérogenèse en empêchant les lésions génotoxiques (mutations) et en inhibant la prolifération cellulaire. Les composés tels que les indoles, dithiolthiones et isothiocyanates des crucifères ont des effets de détoxication ; les sulfures d'allyle de l'ail et de

Cancers : certains facteurs de risque

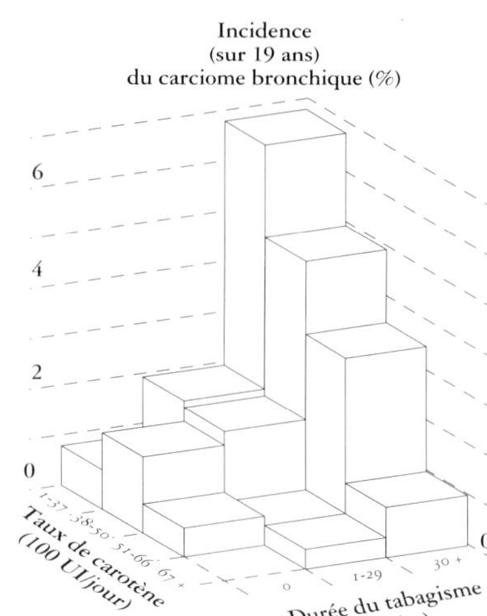

Risque de cancer du poumon en fonction de la durée du tabagisme et du taux de bétacarotène.

Lorsque la teneur en bétacarotène (apporté par les fruits et légumes) est élevée, le risque de cancer du poumon est plus faible chez les fumeurs.

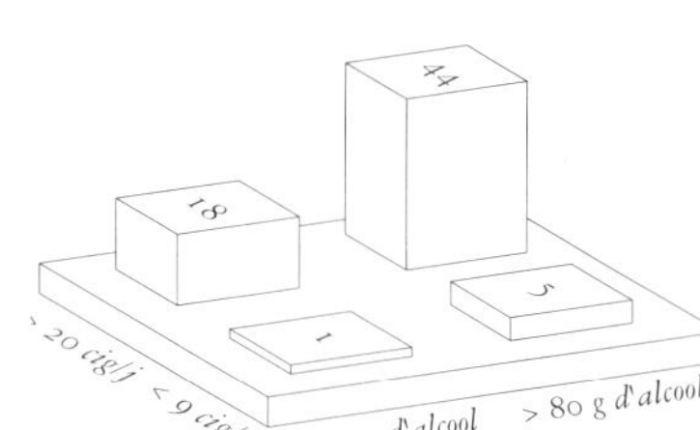

Risque de cancer de l'œsophage en fonction de la consommation journalière d'alcool et de tabac.

L'effet conjugué du tabac et de l'alcool augmente considérablement le risque de cancer de l'œsophage.

l'oignon ont aussi des effets anti-cancérogènes. Les fruits et légumes sont donc ainsi impliqués dans la prévention des cancers de l'œsophage, de l'estomac, du poumon, et dans une moindre mesure du sein et du côlon. « An apple a day keeps the doctor away », affirme le dicton anglais. « A carrot a day keeps cancer at bay », sous-titrait un éditorial du « Lancet », prestigieuse revue anglaise, en 1991.

Mais l'alimentation n'est pas en cause seulement dans ces grandes pathologies : l'ostéoporose est aussi favorisée par des facteurs alimentaires : insuffisance de produits laitiers à l'adolescence, insuffisance en protéines, mais excès de protéines animales, insuffisance en vitamines D, déficit d'activité physique, tabagisme et maigreur… ! La lithiase calcique (calculs urinaires) est également une maladie nutritionnelle favorisée notamment par les excès alimentaires et notamment les excès de protéines animales. La cataracte est également une maladie nutritionnelle liée au vieillissement du cristallin, favorisée par la consommation de lait et de lactose (aboutissant à la glycation des protéines) et par l'insuffisance en vitamines antioxydantes, vitamine C notamment.

Le bien que cela fait

« Il n'y a rien que les hommes aiment mieux conserver et qu'ils ménagent moins que leur santé. » LA BRUYÈRE.

Si les erreurs alimentaires favorisent les problèmes de santé, l'équilibre alimentaire est un véritable facteur de santé.

Les petits maux effacés

Rééquilibrer son alimentation permet d'améliorer un très grand nombre de petits troubles : constipation, fatigue, céphalées, troubles digestifs divers, troubles du sommeil… Lorsqu'une perte de poids est obtenue, les douleurs articulaires, les douleurs de jambes, le reflux gastroœsophagien, le ronflement nocturne, l'incontinence urinaire à l'effort… peuvent disparaître.

« La nature est un grand médecin et ce médecin, l'homme le possède en lui. » PARACELSE.

Plutôt qu'une médecine de prothèse, une pilule pour dormir, une pour se réveiller, une pour digérer, une pour être moins fatigué, une pour les douleurs..., une simple révision alimentaire suffit souvent.

Les grands tracas évités

Lorsque les désordres sont installés, ils sont souvent réversibles, par des changements alimentaires. *« La diététique est la seconde partie de la médecine, laquelle donne secours aux maladies par bonne manière de vivre. »* AMBROISE PARÉ. L'obésité, le diabète, les excès de cholestérol et de triglycérides sont considérablement améliorés par la réforme alimentaire, dans l'immense majorité des cas : les désordres persistants traduisent l'existence de facteurs génétiques sous-jacents. L'équilibre alimentaire permet d'éviter ou de réduire la prise de médicaments, qui peuvent cependant s'avérer utiles ou alors plus efficaces en complément.

La prévention des maladies cardiovasculaires est très efficace grâce à une diététique adaptée surtout s'il existe un excès de cholestérol modéré. Mais même chez des personnes ayant eu un infarctus du myocarde, une alimentation convenable permet de diminuer considérablement les risques de récidive, mieux que les traitements médicamenteux ! On a même pu obtenir une régression de la plaque d'athérosclérose avec des régimes pauvres en graisses ou végétariens.

Il est plus difficile de prouver que des changements alimentaires permettent d'obtenir une réduction de la fréquence des cancers car la durée d'intervention et d'observation peut être très longue,

PRÉVENTION ET SAGESSE DANS LES ÉCRITS ANCIENS

Veux-tu jouir en paix d'une santé prospère,
Chasse les noirs soucis,
fuis ton emportement,
Ne bois que peu de vin, soupe légèrement ;
Souviens-toi de marcher
quand tu quittes la table,
Du sommeil en plein jour
crains l'attrait redoutable ;
Crains en toi le séjour
de l'urine et des vents ;
Fidèle à ces conseils
tu vivras de longs ans ;
Es-tu sans médecins ?
Les meilleurs je l'atteste,
Ce sont crois-moi :
repos, gaîté, repas modeste.
Les conseils de l'école
de Salerne au XIe siècle.

La tempérance
Mon fils, pendant ta vie
éprouve ton tempérament
vois ce qui t'est contraire
et ne te l'accorde pas.
Car tout ne convient pas à tous
et tout le monde ne se trouve pas
bien de tout.
Ne sois pas gourmand
de toute friandise
et ne te jette pas
sur la nourriture
car trop manger est malsain
et l'intempérance provoque les coliques.
Beaucoup sont morts
pour avoir trop mangé !
Celui qui se surveille, prolonge sa vie.
Ecclésiaste 37, 27-31.

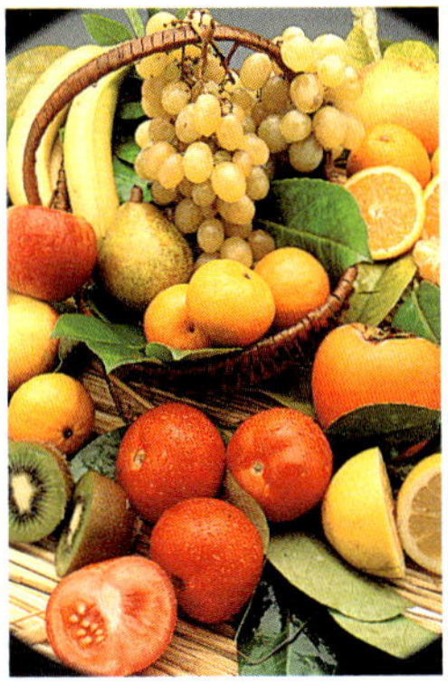

Les atouts des légumes et fruits de culture biologique

« La santé de l'homme est le reflet de la santé de la terre. »

Héraclite, 450 avant J.-C.

L'agriculture biologique est définie par l'absence d'utilisation de produits chimiques de synthèse (engrais solubles NPK, pesticides). En fait c'est plus que cela, c'est une méthode de culture organique, basée sur un plus grand respect du sol grâce à des techniques alternatives mais rationnelles (association et rotation des cultures, lutte biologique intégrée, désherbage manuel, fumure organique...). En ce qui concerne les légumes, le résultat en est évident : moindre teneur en eau, teneur plus élevée en matière sèche, en matière minérale (fer, magnésium, cuivre...) et en vitamines.
Ceci ne peut être que bénéfique en termes d'apport nutritionnel, même si cela ne peut suffire à éviter toutes les carences.
Le second atout tient à la meilleure qualité organoleptique des aliments.
Le troisième est représenté par la moindre teneur en nitrates, bien que cette teneur soit affectée par beaucoup d'autres paramètres, en particulier, le respect de la saison, l'ensoleillement, et bien sûr la nature de la plante.
Toute plante contient en effet des nitrates, car ceux-ci sont nécessaires à sa croissance. Avec les engrais organiques, l'azote doit être incorporé par les micro-organismes du sol avant d'être progressivement absorbé par la plante. Mais à part de rares cas de methémoglobinémie chez les nourrissons gavés de carottes traitées, lors de diarrhées, et à part une responsabilité partielle dans la survenue des cancers de l'estomac, les nitrates ne sont pas formellement considérés comme dangereux pour la santé. Ils témoignent surtout d'une agriculture qui détruit la qualité du sol et l'environnement.
Dernier point, les légumes et fruits biologiques ne contiennent pas de pesticides, mais le danger de ceux-ci réside surtout dans la toxicité pour les ouvriers des fabriques, et les utilisateurs (agriculteurs).

« La santé de l'animal et de l'homme dépend de l'équilibre du sol. »

A. Voisin.

mais des essais avec une supplémentation en vitamine A ou provitamine A en cas de lésions pré-cancéreuses buccales ont été positifs ; une supplémentation en bétacarotène et en sélénium a permis d'obtenir une réduction du cancer de l'estomac ; des essais avec une réduction de l'apport en lipides et augmentation de l'apport en fibres ont permis d'obtenir une diminution du risque de cancer du côlon.

La forme à pleines dents

« Les sources de ma vitalité, je les trouve déjà dans mon assiette. » Y. LENDL.

S'il est bien établi que les performances sportives, notamment lors des sports d'endurance, sont nettement améliorées par des

Conseil

Les conseils de la nutrition préventive

Facteurs nutritionnels impliqués dans l'amélioration des capacités

Performances intellectuelles :

- Fer
- Vitamine C
- Vitamine B9
- Autres vitamines
- Acides gras essentiels
- Protéines
- Glucose apporté par l'amidon

Résistance aux infections :

- Protéines
- Vitamine C
- Vitamine A
- Vitamine B9
- Zinc
- Fer
- Acides gras essentiels

Les 10 commandements de la nutrition préventive

- Augmenter l'apport en fruits et en légumes.
- Accroître l'apport en céréales et en légumineuses, en choisissant des produits non raffinés pour les céréales.
- Consommer plus souvent du poisson.
- Bien choisir les corps gras dans la cuisine.
- Consommer des produits laitiers, yaourt en particulier.
- Réduire la consommation de viande, de charcuterie.
- Éviter de consommer des aliments grillés (brûlés), fumés, au barbecue, salés.
- Réduire l'apport de lipides visibles et invisibles, associés ou non aux sucres.
- Limiter la consommation d'alcool.
- Varier son alimentation avec des produits frais, simples, natures, diversifiés.

À quelle fréquence doit-on en consommer ?

- Légumes : *3 à 4 fois par jour (1 potage, 2 légumes cuits, 1 cru).*
- Fruits : *2 à 3 fruits par jour (entiers ou pressés).*
- Pain : *à chaque repas (complet de préférence).*
- Céréales (riz, semoule, pâtes, flocons...) : *1 fois par jour.*
- Légumineuses : *1 ou 2 fois par semaine.*
- Poisson : *1 ou 2 fois par semaine.*
- Pâtisserie : *1 ou 2 fois par semaine.*
- Fromage : *1 fois par jour.*
- Lait et laitages (yaourt surtout) : *2 fois par jour.*
- Œufs : *4 à 5 par semaine (y compris pour les préparations).*
- Oléagineux : *1 à 2 fois par semaine.*
- Frites, friture : *1 fois tous les 10 jours.*
- Huile d'assaisonnement : *1 fois par jour.*
- Huile de cuisson : *à chaque repas.*
- Beurre : *environ 125 g par semaine, c'est-à-dire une demi-plaquette.*

mesures diététiques telles que l'augmentation des glucides complexes les jours précédant la compétition et l'apport d'eau lors de l'épreuve, il est également vrai que l'équilibre alimentaire permet d'optimiser les performances intellectuelles (la vigilance, la mémoire), les capacités de résistance aux agressions physiques et infectieuses. On connaît maintenant les liens étroits entre nutrition et immunité. Chacun peut en faire l'expérience.

C'est facile, c'est pas cher, et ça peut rapporter

Une simple baisse de 25 % de l'apport en acides gras saturés épargnerait, aux États-Unis, environ 100 000 cas de maladie coronarienne d'ici l'an 2005 et permettrait d'économiser 13 milliards de dollars de soins médicaux et de pertes de revenus.

Les clés de la nutrition préventive

La prévention des maladies cardiovasculaires passe donc par l'alimentation, celle de la majorité des cancers également. Les conseils peuvent également être les mêmes dans un cas comme dans l'autre. Un petit nombre de grands principes peut être retenu : davantage de produits végétaux, moins de produits animaux et d'aliments gras ; moins de produits raffinés appauvris en micronutriments, mais trop riches en calories (sucre, graisses, alcool). Un grand nombre de petits trucs sont bien utiles : choisir des aliments simples, frais, natures, préférer les légumes et fruits de l'agriculture biologique et les produits de saison ; utiliser des modes de cuisson respectant la qualité nutritionnelle des aliments (cuisson à la vapeur ou à l'étouffée pour les légumes, cuisson en papillote pour les viandes et poissons) ; ne pas faire cuire le beurre, le rajouter après cuisson en petite quantité ; choisir de l'huile d'olive non raffinée de première pression ; redécouvrir les aliments simples comme les oléagineux ; utiliser abondamment ail, oignon, épices, aromates, herbes aromatiques ; faire un peu la cuisine...

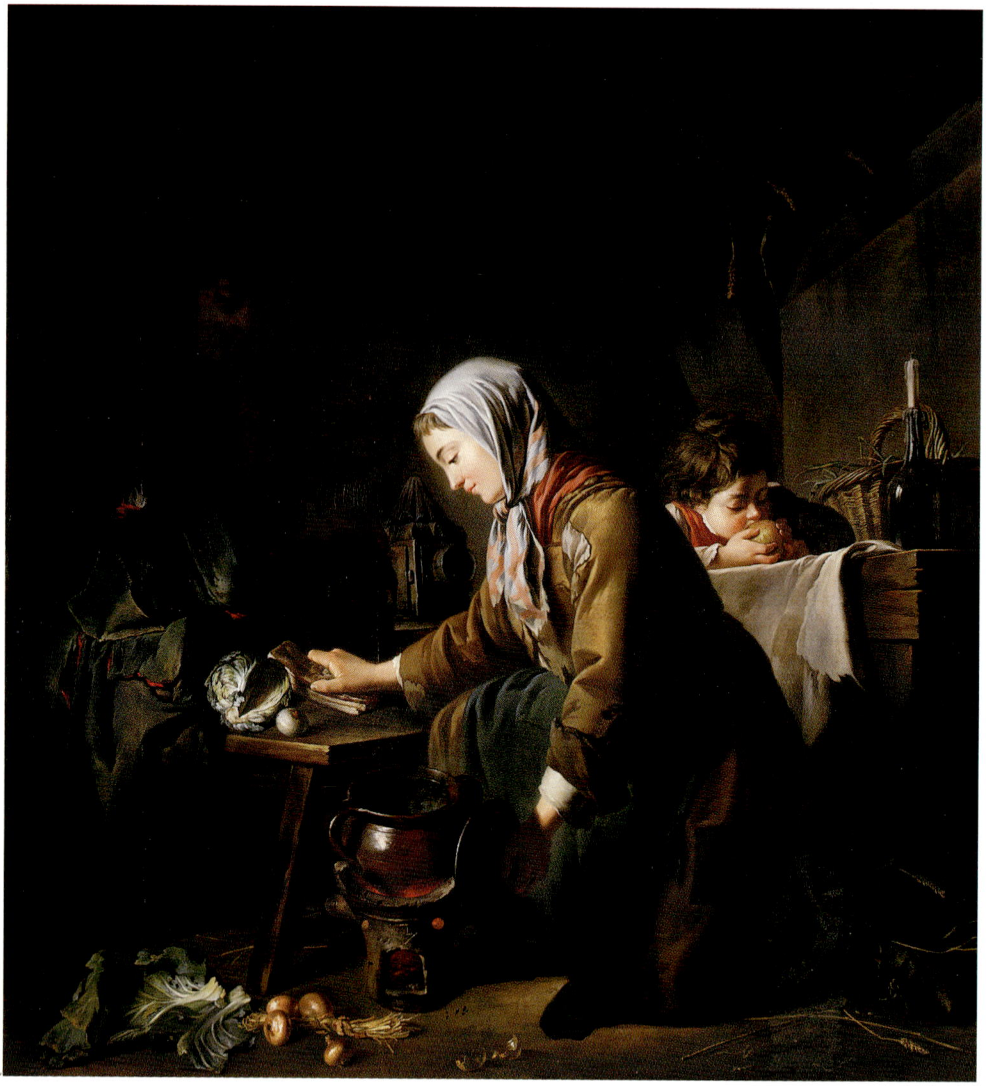

Les apprêts d'un déjeuner,
Nicolas Bernard Lépicié, XVIIIe siècle.
Rennes, musée des Beaux Arts et d'Archéologie.

PLANCHE XI : *palais de l'enfance*

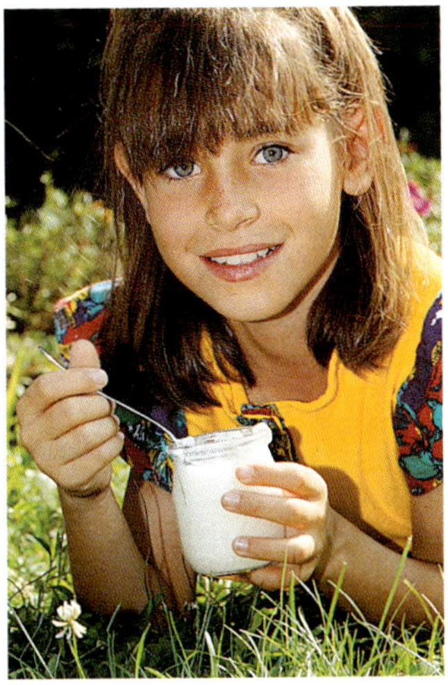

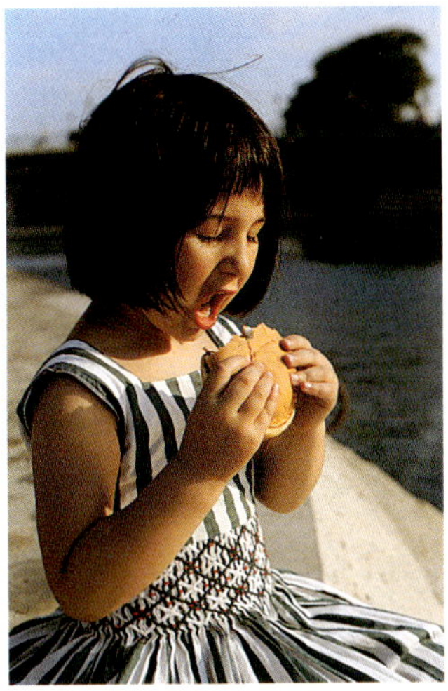

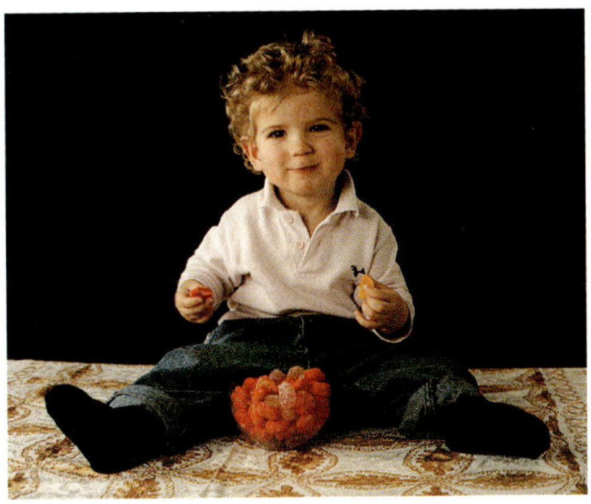

l'activité physique est le corollaire indispensable de cet équilibre car elle seule permet de maintenir des apports suffisants : en effet, en deçà d'un certain seuil d'apports (et donc de dépense énergétique) — 1 500 à 1 600 kcalories par jour —, quels que soient les choix alimentaires, l'apport en micronutriments, et donc l'équilibre alimentaire, ne peuvent être satisfaisants.

En termes d'équilibre alimentaire, longtemps « bien manger » a été synonyme de « beaucoup manger » mais le bon sens populaire affirme aussi que c'est manger « un peu de tout ».

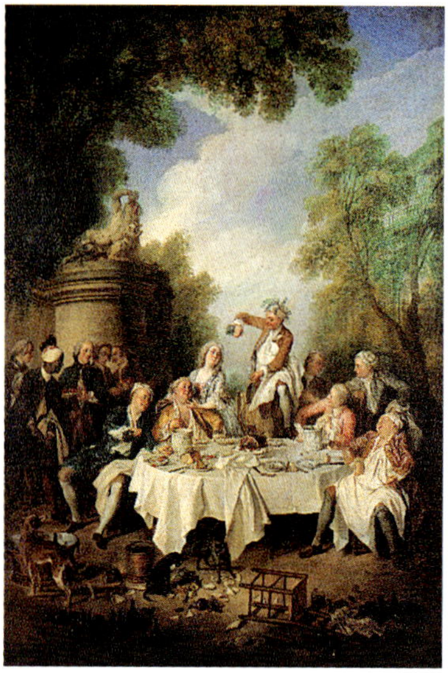

Le Déjeuner de jambon,
Nicolas Lancret, 1735.
Chantilly, musée Condé.

Les graisses cachées

Chiffres : lipides en g/100 g

Beurre	82	Double douceur	9,8
Beurre allégé	65	Fjord à 10 %	10
Crème fraîche	30	Fromage blanc à 20 %	2,4
Crème allégée	12	Yaourt nature	1,2
Roquefort	32,8	Quiche Lorraine	28,1
Gruyère	29	Nems ou pâté impérial	10,6
Camembert	22	Taboulé industriel	5,1
Chèvre frais	6	Ravioli sauce tomate	3
Croissant	40	Nutella	30,2
Petit beurre	11	Crème de marrons	2,6
Pain d'épices	1 à 3	Confiture	0,1
Pain	0,8	Miel	0,01
Côtelette de porc	24,2	Tourteau fromagé	25,4
Entrecôte grillée dégraissée	12,1	Corned Beef	12
Lapin	8	Pot au feu	10,6
Escalope de veau	2,4	Pizza à la tomate	4

Cependant chacun a sa notion du tout. La variété est en effet la première clé de l'équilibre alimentaire : c'est la nécessaire et vraie complexité de notre alimentation avec une multitude de denrées alimentaires et d'ingrédients pour la cuisine. Vraie variété avec les 7 premiers groupes d'aliments obligatoirement représentés, avec une diversité pour chaque groupe, et même pour chaque aliment, en découvrant les variétés de tomates, pommes, choux, pommes de terre, salades, poissons… « Un peu » veut dire beaucoup de choses en petites quantités sur le plateau. Cela signifie aussi maintenir un repas en 3 ou 4 composants : entrée, plat principal, un ou deux desserts. Le plat principal, plat de résistance, comme certains le dénomment parfois, est souvent désigné par le plat de viande qui le compose tandis que le légume n'est considéré que comme garniture, c'est-à-dire accessoire, voire simple décoration comme dans la « nouvelle » cuisine. On peut aussi inverser les valeurs et valoriser les autres composants, légumes et céréales.

Deux autres clés permettent d'aboutir facilement à l'équilibre alimentaire, les fréquences de consommation et la composition d'un repas. Tout cela permet de confectionner facilement une journée alimentaire équilibrée. Seules les quantités, notamment d'aliments sources de glucides, peuvent être assez différentes selon les individus.

Manger autrement au quotidien

« *Pour allonger ta vie, écourte tes repas.* » BENJAMIN FRANKLIN.

Bien manger, ce n'est pas seulement bien composer ses menus, c'est commencer par savourer chaque aliment et en extraire la saveur par une mastication suffisante, trente fois chaque bouchée ! C'est aussi respecter des rythmes alimentaires : « Le matin un petit déjeuner de roi, le midi un repas de bourgeois, le soir un menu de mendiant », dit le dicton populaire. Le repas du matin est souvent négligé, celui du midi de plus en plus, ce qui explique que 95 % des troubles du comportement alimentaire surviennent entre 17 heures et 20 heures, avec un repas du soir trop copieux. Le repas du soir ne doit pas être pris trop tard : le métabolisme

Faire le bon choix

Au fast food

« Fast food »
- Double hamburger
- Sauce moutarde
- Frite moyenne
- Chausson aux pommes
- Milk shake fraise
- Soda cola

Total : 77,3 g de lipides pour un repas

ou
- Nuggets de poulet
- Salade du chef
- Sauce vinaigrette
- Jus d'orange

Total : 79,6 g de lipides pour un repas

Les apports conseillés sont de 60 à 80 g par jour.

Restauration rapide
- Salade aux crevettes
- Hamburger
- Frite normale
- Lait

Total : 27,3 g de lipides

C'est mieux, mais ce n'est pas encore équilibré.

L'apéritif

Les classiques un peu lourds
- Biscuits salés au fromage
- Mini-quiche
- Dés de fromage
- Chips
- Cacahuètes salées

Les modernes dans le vent
- Mini tomates
- Radis
- Chou fleur
- Fonds de carottes et dés de concombre
- Olives vertes
- Crevettes et fruits de mer

On peut « planter » les légumes dans un gros potiron et servir avec une petite sauce légère pour accompagner :
- un pot de yaourt,
- une cuillerée à café de moutarde,
- une cuillère à soupe de purée de tomate,
- poivre, tabasco.

Mélanger le tout. Servir frais.

L'antigrignotage

- *Évitez d'avoir sous la main de quoi craquer !*
- *En cas de fringale, croquez un légume cru (concombre, carotte, tomate, chou fleur...) ou une galette de céréales soufflées.*
- *Sortez de table en n'ayant plus faim et équilibrez vos repas.*
- *Si vous avez envie de manger, allez vous brosser les dents.*
- *Buvez un grand verre d'eau fraîche, gazeuse ou non, toutes les heures.*
- *Si vous pensez à manger en cas d'ennui, téléphonez à une amie, écoutez de la musique sortez faire un tour*
- *Ne mettez pas les biscuits, chocolat, bonbons à côté de la télé, mais la tisanière.*
- *Prenez un tricot, un bouquin, ou un bricolage, ça occupe les mains.*
- *Pensez à avoir de quoi préparer rapidement un repas équilibré en rentrant le soir.*
- *Si vous avez vraiment faim avant l'heure, mangez un fruit, un yaourt ou buvez un potage bien chaud.*
- *N'oubliez pas de manger suffisamment le midi et prévoyez une collation l'après-midi si nécessaire.*

diffère le soir et la nuit, et la prise de poids survient alors plus facilement. Enfin préserver les rythmes alimentaires, c'est lutter contre le grignotage permanent.

Manger autrement c'est aussi apprendre à faire des choix en diverses circonstances, au restaurant, au fast-food, au self, lors de l'apéritif, pour le pique nique... et faciliter ces choix au quotidien. Cela peut commencer par des gestes simples comme la façon de mettre le couvert : mettre de l'eau systématiquement, prévoir deux verres dont un pour l'eau, mettre du pain (mais pas forcément du beurre!) à table, ne pas mettre de salière (la laisser en cuisine). Pourquoi ne pas préparer la table pour le petit déjeuner la veille au soir?

Un minimum d'organisation est nécessaire pour prévoir ses courses, ses menus, préparer à l'avance les repas. Prendre un peu de temps pour cuisiner ce n'est pas perdre du temps, c'est bien utiliser son temps! Mais on peut avoir recours au surgelé (nature), préparer du potage pour deux ou trois jours, congeler certains plats, ou pourquoi pas faire des plats mijotés — pot au feu — qui permettent de faire autre chose pendant que cela mijote! Il faut apprendre à utiliser peu de matières grasses : un peu de beurre ou de crème fraîche après cuisson sur les aliments, de l'huile en petite quantité pour la cuisson et pour l'assaisonnement, et ne pas négliger les cuissons sans matières grasses : à l'étouffée, à la vapeur, en papillote, au four, ce qui permet de redécouvrir la saveur originelle de l'aliment nature, tel quel, afin de faire évoluer ses goûts.

« Les mets simples nous procurent autant de plaisir qu'une table somptueuse. » ÉPICURE. Rien de tel qu'une carotte vichy, un poisson papillote, une pomme de terre à la pelure, sans se priver d'y ajouter citron, épices, herbes, aromates, coulis de tomate, ail, oignon... De même un yaourt nature, une fraise nature, sont incomparables pourvu que les produits soient de qualité! *« La gastronomie c'est lorsque les choses ont le goût de ce qu'elles sont. »* CURNONSKY.

Ces changements culinaires et la réintroduction d'aliments végétaux, céréales, légumineuses, doivent cependant se faire progressivement, par petites touches, un peu à la fois. *« On ne se débarrasse pas d'une habitude en la flanquant par la fenêtre. Il faut lui faire descendre l'escalier marche par marche. »* MARK TWAIN.

Le régime, un mode alimentaire

« Ne me donne ni pauvreté, ni richesse, nourris-moi avec la nourriture qui me convient. » LIVRE DES PROVERBES, 30, 8.

Pour être efficace en termes de santé il ne suffit pas de mettre moins de sucre, de sel, de beurre, il faut prendre en compte la globalité de l'alimentation. Ceci n'est cependant pas incompatible, au contraire, avec le sens de la fête, et du repas festif, qui sera d'autant plus apprécié qu'il est occasionnel : de même qu'une voiture ne peut pas toujours être en rodage, notre organisme ne souffre pas des écarts épisodiques. Il en a même besoin !

Diète vient de *dieta* en grec qui signifie genre de vie, c'est-à-dire mode de vie. Selon Trémolières, « la diététique c'est l'art de préparer la nourriture pour concilier les goûts et les exigences physico-chimiques ». Dans ce sens, le régime est un mode alimentaire et donc un ensemble : on parle de régime végétarien, ou de régime méditerranéen qui sont des modes alimentaires complexes dont l'intérêt, sur le plan de la santé et de la prévention, ne tient pas à un aliment en plus ou en moins, mais à un tout. Ceci est en opposition avec la plupart des régimes qui ne sont conçus que

Conseil

Au restaurant

« Quand on va à l'Opéra,
on n'en ressort pas sourd.
Pourquoi serait-on malade
après un repas au restaurant ? »

Sanderens.

– N'arrivez pas affamé, prenez un grand bol de soupe avant de partir.
– Pour l'apéritif, vous pouvez agréablement choisir un jus de tomate ou un Perrier.
– Méfiez-vous des amuse-gueule, gardez toujours quelque chose en main pour ne pas en reprendre.
– Demandez deux verres, un pour l'eau, un pour le vin. Ne videz pas trop vite votre verre pour éviter d'être resservi.
– Choisissez à la carte si possible, sans tenir compte des autres convives.
– Prenez une entrée à base de fruits de mer, une terrine de légumes, une salade composée ou des crudités (asperge...), un fruit (melon...), un avocat au citron, et demandez que la sauce soit servie à part.
– Choisissez un plat de viande (gibier, lapereau au vin blanc...) ou de poisson maigre et laissez la sauce au fond de l'assiette.
– Demandez des légumes (vapeur) plutôt que des pommes sautées ou des frites.
– Passez le fromage à votre voisin !
– Choisissez un dessert à base de fruits : salade de fruits, fruits cuits, soupe de fraises, mousse de fruits, compote multicolore, sorbet, brochette de fruits, fruits exotiques...
– Laissez à distance les mignardises.
– De temps en temps craquez quand même pour un aliment qui vous tente énormément et que vous ne faites pas facilement chez vous, et dégustez-le sans remord, sans vous resservir.

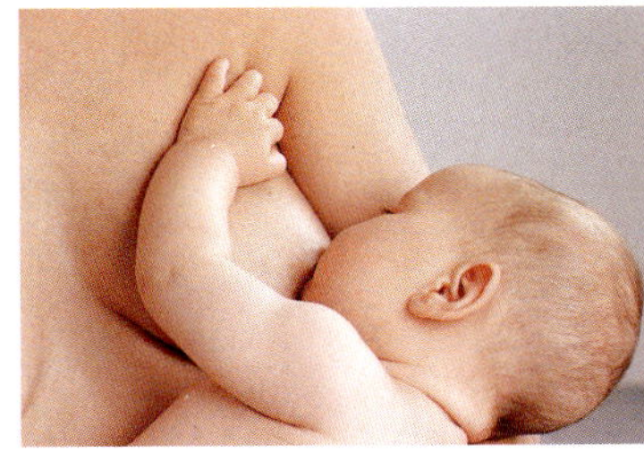

Le lait maternel : la perfection

Il n'y a pas d'aliment parfait, excepté un seul, le lait maternel. Toujours prêt, stérile, à température idéale, de composition parfaite, adaptée en permanence au cours de la lactation. Pendant la première année de vie, un nourrisson va prendre un gramme par heure et son cerveau deux grammes par jour. Pour cela la quantité de lait et sa teneur en lactose et en protéines sont fondamentales. De ce point de vue, Rémus et Romulus n'ont pas dû être élevés par une louve, car le lait de cette dernière contient 9 fois plus de protéines que le lait de femme. La composition chimique du lait varie au fil des jours et au cours de la tétée, diluée au début et 4 fois plus riche en lipides en fin de tétée afin de réguler l'appétit. La nature des protéines est très importante, moins riche en caséine et plus riche en protéines du lactosérum que le lait de vache : ces dernières sont impliquées dans l'absorption des minéraux, dans les défenses immunitaires et anti-infectieuses. La nature des glucides est également importante, non seulement le lactose, mais aussi les oligosaccharides impliqués dans la croissance du bifidobactérium, c'est-à-dire de la flore spécifique du côlon. Les lipides enfin sont essentiels, notamment les acides gras essentiels mais aussi le DHA car ils sont impliqués dans la constitution du cerveau et de la rétine : le lait maternel est à cet égard un modèle d'équilibre.

Mettez-vous en situation

Les bons et les mauvais choix au self

Vous avez au choix

Entrées	*Plats*	*Garniture*	*Desserts*
– Taboulé	– Filet de lieu citron	– Endives braisées et carottes vichy	– Ananas frais
– Crudités	– Poulet basquaise	– Frites	– Tarte aux pommes
– Charcuterie assortie	– Navarin d'agneau	– Flageolets	– Millefeuilles
– Friand au fromage	– Steak grillé	– Riz créole	– Dame blanche
– Œuf mayonnaise			– Fromage ou yaourt
– Sardine			

Les bons choix	*Les mauvais choix*
– Taboulé	– Friand au fromage
– Filet de lieu	– Navarin d'agneau
– Endives et carottes	– Flageolets
– Fromage	– Millefeuilles
– Ananas frais	
ou	*ou*
– Crudités	– Charcuterie assortie
– Poulet basquaise	– Steak grillé
– Riz	– Frites
– Yaourt	– Fromage
– Tarte aux pommes	– Dame blanche

Le pique-nique

À côté de la plaque

Sandwich beurre saucisson
+ Sandwich rillettes cornichon
+ Sandwich beurre fromage
+ Chips
+ Biscuits au chocolat

La dînette sympa

Le sandwich équilibré
– Baguette
– Rond de tomate ou de concombre
– Feuilles de salade
– 1°) Poisson froid (maquereau)
– 2°) Fromage
+ Fruit

Les salades composées

Nordique	*Américaine*	*Bretonne*
– Gouda	– Blanc de volaille	– Thon
– Saumon	– Maïs, riz	– Haricots coco
– Lentilles vertes	– Germes de soja	– Betteraves rouges
– Noisettes	– Concombre	– Fond d'artichaut
– Pomme	– Champignons	– Salade de saison
– Salade	– Haricots verts	– Oignons
+ assaisonnement	+ assaisonnement	+ assaisonnement
+ Fruit	+ Fruit, yaourt	+ Fruit, yaourt

comme des restrictions transitoires, voire des « purges », ou la plupart des diètes qui sont en fait des monodiètes déséquilibrées. « La dernière mode, c'est le régime aux bananes et aux noix de coco. Vous ne perdrez pas un gramme, mais au bout de deux semaines vous pourrez grimper dans n'importe quel arbre d'Amérique. » « Diners Club Magazine. » Pour perdre du poids, plutôt que d'adopter le dernier régime à la mode, une nouvelle alimentation équilibrée et régulière est garante de succès. Trop de propos pseudo-diététiques sont basés sur des craintes non justifiées (les additifs...), des dogmes non vérifiés (le fruit ou l'eau entre les repas...), des idées fausses (le barbecue c'est sain...) qui font trop souvent de la nutrition une discipline partisane, irrationnelle, alors qu'elle est science humaine et science exacte, complexe, variable et nuancée.

LE MODE ALIMENTAIRE OCCIDENTAL, UNE IMPASSE

La production de viande nécessite un transformateur d'énergie et de protéines d'origine végétale, l'animal, qui a un rendement médiocre. À titre d'exemple, pour obtenir 450 g (une livre) de porc, soit 1 000 à 2 000 kcalories, il faut 14 000 kcalories d'origine végétale. On estime ainsi que 38 % de la production mondiale de céréales est destinée à l'alimentation du bétail, des porcs, et de la volaille, 48 % de la production du Japon et 70 % de celle des USA. Court-circuiter l'animal pour nourrir l'homme permet d'épargner les ressources alimentaires, les surfaces agricoles et les réserves en eau au niveau mondial. Ainsi sur un hectare, on peut obtenir plus de 500 kg de protéines de soja, ou 26 kg de protéines de bœuf. De même produire un kilo de protéines de soja nécessite 3 800 litres d'eau et un kilo de protéines de bœuf nécessite 102 000 litres d'eau. En outre, l'utilisation intensive d'engrais chimiques azotés, ainsi que les conséquences de cette utilisation sur le développement explosif d'algues source de dégagement de méthane, et la production directe de méthane par les animaux d'élevage, contribuent pour 25 % à l'effet de serre. Voilà pourquoi nous devons aussi réviser notre mode alimentaire et notre système de production.

Conclusion

Comprendre la nutrition, c'est comprendre ce qu'est l'homme, car la nutrition a des rôles physiologiques, psychologiques, sociologiques essentiels. C'est aussi donner un sens à une fonction vitale pour tout l'Homme, tout homme et tous les hommes c'est-à-dire pour l'humanité.

Tout l'Homme
« Soigne ton corps pour que ton âme s'y plaise. »
Saint François de Sales.

Prendre soin de soi, de son corps, de sa santé, et donc de son alimentation est ainsi plus qu'un devoir, c'est une nécessité... spirituelle.
S'aimer, et donc s'accepter tel que l'on est, mais aussi respecter son corps, c'est développer tout le potentiel de vie que l'on a.
« Votre corps est le temple de l'Esprit. » *Saint Paul, Cor 3, 17.*

Tout homme
« Derrière le manger il y a ce que devient l'homme qui mange, qui lui importe encore plus. » *J. Trémolières.*

Chaque homme compte, du plus petit au plus grand, le bien portant comme le malade, obèse ou dénutri. Chacun est différent, et chacun est unique. Le médecin est là pour expliquer, guider, conseiller, pour prendre en compte toutes les dimensions de la nutrition et du comportement et mettre au service du patient les dernières connaissances scientifiques ; mais aussi pour l'écouter, simplement, sans jugement ; cela peut être aussi le rôle du pharmacien. Le nutritionniste doit être un humaniste, si possible humain !

Tous les hommes
La nutrition est un des droits fondamentaux de chaque homme. Les disponibilités alimentaires mondiales sont largement suffisantes pour nourrir 6, 10, 20 milliards d'êtres humains. Les seules limites sont celles du partage des ressources terrestres. En ce sens l'alimentation concerne chacun à son niveau de responsabilité, pour le respect des autres et des aliments, pour la lutte contre le gâchis et pour permettre une répartition des ressources alimentaires.

« Il y a assez sur terre pour les besoins de chacun, mais pas pour l'appétit de quelques-uns. » *Gandhi.*

Bibliographie

APFELDORFER G.
Traité de l'alimentation et du corps.
Flammarion Édit., Paris, 1994, 849 pages.

BERNIER J.-J., ADRIAN J., VIDON N.
Les Aliments dans le tube digestif.
Doin Édit., Paris, 1988, 468 pages.

Cerin Symposium
Nutrition et cancer.
Cerin Édit., Paris, 1995, 255 pages.

DUPIN H., ABRAHAM J., GIACHETTI J.
Apports nutritionnels conseillés pour la population française.
CNRS-CNERNA, Lavoisier Tec et Doc Édit., Paris, 1992, 146 pages.

DUPIN H., CUQ J.-L., MALEWIAK M.I., LEYNAUD-ROUAUD C., BERTHIER A.M.
Alimentation et nutrition humaines.
E.S.F. Édit., Paris, 1992, 1533 pages.

FRICKER J.
Le guide du bien maigrir en gardant la santé.
Odile Jacob Édit., Paris, 1993, 400 pages.

G.R.E.N.
Aliments, alimentation et santé.
C.F.E.S. Lavoisier Tec et Doc Édit., Paris, 1996, 440 pages.

HERCBERG S., DUPIN H., PAPOZ L., GALAN P.
Nutrition et santé publique. Approche épidémiologique et politiques de prévention.
Lavoisier Tec et Doc Édit., Paris, 1985, 709 pages.

HULSE J.H.
Science, agriculture et sécurité alimentaire.
CNRC NRC Édit., Ottawa, 1995, 263 pages.

JACOTOT B., LE PARCO J.-C.
Nutrition et alimentation.
Masson Édit., Paris, 1992, 311 pages.

JAISSON L.
Comment perdre la santé.
Coll. Écologie humaine, F.X. de Guilbert Édit., Paris, 1995, 295 pages.

JOYEUX H., ASTRUC B., SAINT AUBERT B.
Alimentation et cancer. Choisissez de vivre.
Œil Édit., Paris, 1985, 157 pages.

KIRITZE-TOPOR P., GAIGNARD J.-Y.
L'alcoologie en pratique quotidienne.
Heram Édit., 1992, 143 pages.

LECERF J.-M.
Manger autrement. Institut Pasteur de Lille Édit., Lille, 1991, 94 pages.

LUC G., LECERF J.-M., HACHULLA E., FRUCHART J.-C., DEVULDER B., BARD J.-M.
Cholestérol et athérosclérose.
Masson Édit., Paris, 1991, 246 pages.

MESSING B.
Sucre et nutrition.
Doin Édit., Paris, 1992, 219 pages.

MOLL M., MOLL N.
Sécurité alimentaire du consommateur.
Coll. Sciences et Techniques Agroalimentaires, Lavoisier Tec et Doc Édit., Paris, 1995, 300 pages.

ORGAZZI J.
L'Obésité.
Coll. Ouverture médicale, Hermann Édit., Paris, 1995, 126 pages.

REMESY C.
Alimentation et santé. Coll. Dominos, Flammarion Édit., Paris, 1994, 127 pages.

ZYLBERBERG G., LECERF J.-M., FRESSIN C., LEFEBVRE G.
Éducation nutritionnelle. Méthode pratique.
Institut Pasteur de Lille Édit., Lille, 1990, 461 pages.

Crédit photographique

BSIP
pp. 15 (Vem), 18 (Dequest),
23 (Jolyot, h et bg), 30 (Marigaux),
31, 38 (Vem), 43 (Dequest),
50 (de g à d : Alexandre, Barrelle, Keene),
77 (Houin), 85 (h, Jolyot ; b, Cortier),
88 (Abeles), 89 (Bernard), 101 (Cortier),
105 (de g à d, Barrelle, Keene),
124 (Beraud), 129 (Jolyot), 141 (Chassenet),
145 (h de g à d, Chassenet, Boucharlat ;
b, Roux), 153 (Lambert).

Giraudon
pp. 7, 19, 34 (h), 35 (b), 55, 58-59, 62, 68,
73, 81, 97, 108 (g), 109, 116, 121 (b), 144.

Alinari/Giraudon
p. 35 (h).

BL/Giraudon
p. 121 (h).

Bridgeman/Giraudon
pp. 22, 27 (British library), 72.

Camerophoto arte/Giraudon
p. 34 (b).

Lauros/Giraudon
pp. 10, 56, 65, 84, 96 (h), 108 (d), 120,148.

Gilles Mermet/Giraudon
p. 96 (b).

Achevé d'imprimer
sur les presses de la Société
de l'Imprimerie Artistique
à Lavaur (Tarn) en août 1996.